난치병 다스리는 진동요법

난치병 다스리는 진동요법

초판 1쇄 발행 | 2016년 01월 14일
초판 2쇄 발행 | 2018년 03월 10일

지은이 | 박중곤
그린이 | 조국한, 이은영
발행인 | 김범종
발행처 | 도서출판 썰물과밀물
디자인 | 디자인감7
출판등록 | 2014년 10월 24일 제319-2014-56호
주소 | 156-810 서울시 동작구 대방동9길 31
전화 | 02-885-8259
팩시밀리 | 02-3280-8260
전자우편 | ankjayal@daum.net

ⓒ 박중곤, 2016

ISBN 979-11-953922-5-4 03510

- 이 책 판권은 지은이와 도서출판 썰물과밀물에 있습니다. 이 책 내용의 전부 또는 일부를 재사용하려면 반드시 양측의 동의를 받아야 합니다. • 책값은 뒤표지에 표시했습니다.

이 도서의 국립중앙도서관 출판예정도서목록(CIP)은 서지정보유통지원시스템 홈페이지 (http://seoji.nl.go.kr)와 국가자료공동목록시스템(http://www.nl.go.kr/kolisnet)에서 이용하실 수 있습니다.(CIP제어번호: CIP2016000025)

태·초·건·강·비·밀

난치병 다스리는 진동요법

박중곤 지음

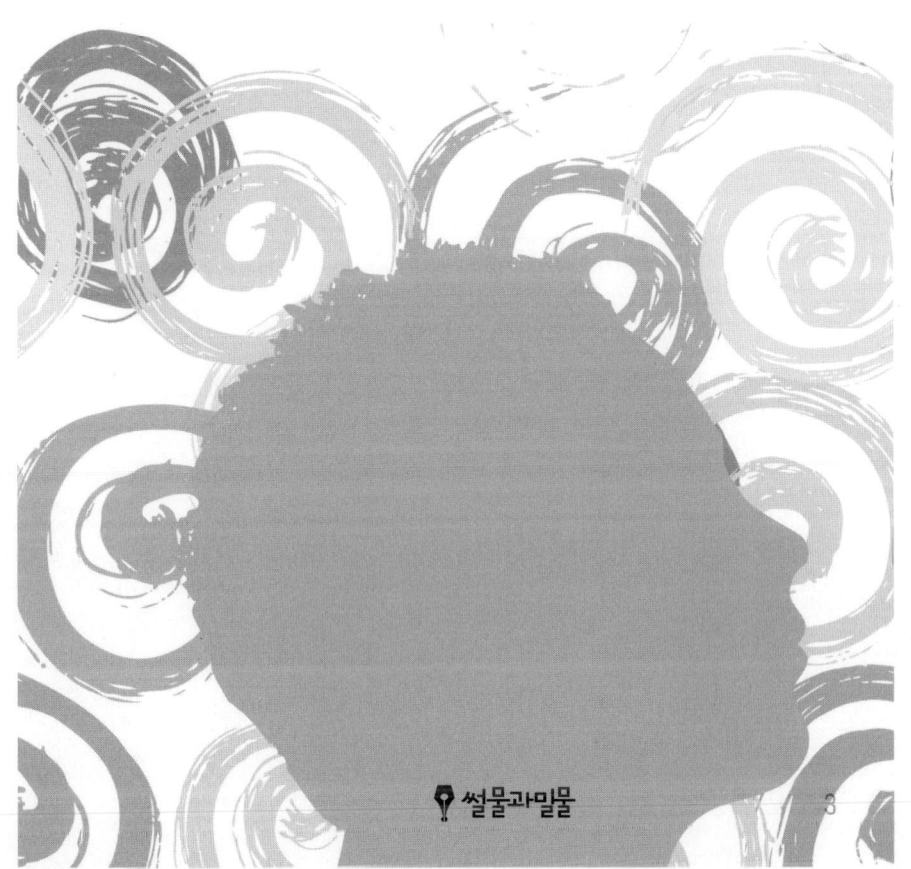

썰물과밀물

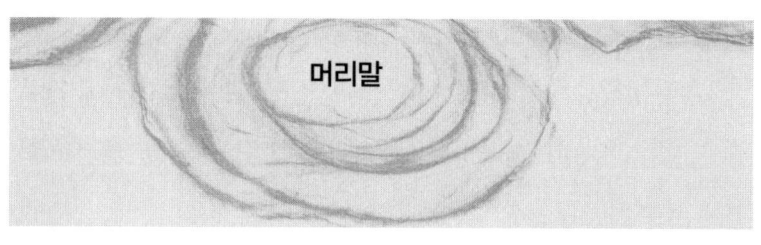

머리말

　나의 지나온 삶은 질병으로 점철된 인생이다. 무려 30여 가지 난치병이 내 몸을 거쳐 갔다고 말하면 놀라지 않을 사람이 거의 없을 것이다. 그러고도 일찍 세상과 작별하지 않고 멀쩡한 것을 보면, 사람이 마음먹고 노력하면 극복하지 못할 질병은 거의 없다는 생각이다.
　그러나 내가 난치병으로 홍역을 치를 때마다 이를 치료해 준 것은 대부분의 경우 현대 의학이 아니었다. 병원을 찾으면 의사들은 근본 처방을 잘 모르는 경우가 다반사였다. 그럴 때마다 나는 대체 의학의 세계를 기웃거려야 했고, 운동이나 식생활 개선으로 질병을 몰아내려 애써야 했다.

내가 생각하기에 가장 좋은 건강법은 병원에 가기 전에 생활에서 질병을 예방하거나 치료하는 것이다. 의식주 생활 개선과 적절한 운동으로 물리칠 수 있는 질병은 의외로 많다.

근본적으로는 병이 나지 않도록 무리수를 두지 않으며, 자연의 운행에 맞춰 조화로운 생활을 하는 것이다. 애초에 병원이나 약국을 찾는 일이 없도록 절제된 생활을 해야 한다는 말이다. 그러나 병이 생겼다면 먼저 그 근본 원인을 찬찬히 파악해야 하고, 약보다는 마음의 조절을 통해 문제를 해결하려고 노력해야 한다. '약은 음식만 못하고 음식은 마음 씀씀이만 못하다(藥補不與食補 食補不與心補).'라는 옛말은 지금도 진리다.

그러나 현대의 복잡다단한 사회는 불행하게도 시민을 끊임없이 병원으로 향하게 한다. 조화로운 삶에서는 찾아볼 수 없는 난치병 환자를 양산하고, 이들로 하여금 덮어놓고 병원부터 찾게 한다.

왜 그런 질환이 생겨났는지를 성찰하고 잘못된 생활을 뜯어고치려는 생각은 애초부터 별로 하지 않는다. 우리 사회는 환자가 발생하면 무조건 병원에 집어넣으려 하고, 환자들은 맹목적으로 병원 치료에 목을 매니, 무엇이 잘못돼도 단단히 잘못된 세상이다.

이제 현대인들은 자신을 불행하게 만드는 혼돈과 질곡으로부터 헤어나야 한다. 상의(上醫)가 실종되고 돈에 눈먼 하의(下醫)가 넘쳐나는, 현대 의료 산업의 패러다임에 휘둘리는 불행을 더 이상 겪지 말아야 한다.

그러기 위해서는 우주적 질서와 조화에 기반을 둔 치료법과 질병 예방법에 관심을 높여야 한다. 진동요법은 바로 그러한 세계로 안내하는 건강 지침서이다.

진동요법을 알면 현대 의료계가 치료법을 명쾌히 제시하지 못하는 난치병을 너무나 쉽게 해소할 수 있다. 불치병에도 상당 부분 치료의 길이 열린다. 내가 그 많은 난치병을 물리칠 수 있었던 것도 이 요법 덕분이다.

나를 포함해 동서고금의 수많은 양의(良醫)와 선남선녀들이 경험한 이 비법을 통해 많은 현대인이 하루속히 질병의 고통에서 해방되기를 기원한다.

2016년 1월, 박중곤

| 차례 |

　　머리말 ·· 05
1. 진동요법 입문 ·· 13
2. 진동이란 무엇인가 ·· 18
3. 우주의 주파수에 나를 맞춘다 ·· 22
4. 뇌 안의 생명 안테나 ·· 26
5. 인체의 자동 조절 기능 ·· 32
6. 현대 물질 의학의 한계 ·· 35
7. 진동의 특징 ·· 39
8. 진동요법이 치료하는 영역 ·· 42
9. 진동을 부르는 법 ·· 47

　　1) 육체 내려놓기 ·· 48
　　2) 마음 내려놓기 ·· 49
　　3) 마음의 눈으로 자기 몸을 바라본다 ·· 51
　　4) 의식이 가닿은 자리에서 기감을 건져 낸다 ·· 53
　　5) 기감을 진동으로 변환한다 ·· 54
　　6) 진동을 온양한다 ·· 55
　　7) 부분 진동 유도하기 ·· 56
　　8) 전신 진동 유도하기 ·· 58

10. 진동을 부를 때 갖춰야 할 정신 자세 ·· 60
11. 진동의 유형 ·· 62
    1) 가벼운 경우 ·· 62
    2) 묵중한 경우 ·· 63
12. 진동이 잘 나타나지 않을 때 대처법 ·· 65
    1) 진동이 잘 유도되지 않을 때 ·· 65
    2) 진동이 약해지는 경우 ·· 66
    3) 진동이 이유 없이 중단된 경우 ·· 67
13. 진동요법을 실행하기 적합한 장소 ·· 69
    1) 버스 정류장 ·· 69 / 2) 지하철 ·· 70
    3) 길거리, 공원 ·· 71 / 4) 등산 ·· 71
    5) 거실 ·· 72 / 6) 침대 ·· 73 / 7) 사무실 ·· 74
14. 주의할 점 ·· 75
15. 기도와 진동 ·· 77
16. 자율적 진동, 타율 진동, 기계적 진동 ·· 81
17. 난치병에 대처하는 법 ·· 85
    1) 천식 ·· 85 / 2) 비염 ·· 87 / 3) 냉증 ·· 88
    4) 고혈압 등 심혈관계 질환 ·· 90
    5) 발기부전 ·· 92 / 6) 이명 ·· 93
    7) 고질적인 편두통 ·· 95 / 8) 기억력 감퇴 ·· 96
    9) 오십견 등 어깨 질환 ·· 98 / 10) 무릎 연골 마모 ·· 100
    11) 관절 류머티즘 ·· 101 / 12) 섬유근통증후군 ·· 103
    13) 과민성 대장염 ·· 104 / 14) 위·십이지장궤양 ·· 106
    15) 허혈성 장염 ·· 107 / 16) 크론병 ·· 108
    17) 자율신경실조증 ·· 110

18) 파킨슨병 ·· 112 / 19) 만성 염증 ·· 114
  20) 족저근막염 ·· 116 / 21) 버거씨병 ·· 118
  22) 간질 ·· 120 / 23) 재생불량성빈혈 ·· 122
  24) 각종 암 ·· 124 / 25) 전립샘비대증 ·· 129
  26) 골다공증 ·· 131

18. 필자의 체험 ·· 133
  1) 본태성 고혈압 해결 ·· 133
  2) 손목 결절종 치료 ·· 135
  3) 중증 천식에서 해방 ·· 137
  4) 오십견과 석회화 건염을 물리치다 ·· 139
  5) 과민성 대장염과 치질, 장출혈 정지 ·· 141
  6) 퇴행성관절염 잡혀 ·· 142

19. 세월의 수레바퀴를 거꾸로 돌린 사례 ·· 147

20. 환자의 치유 체험기 ·· 152
  1) 7가지 난치병 해결 ·· 152
  2) 기지개와 소름, 전율로 입문, 즐기듯 연습하면 누구나 가능 ·· 161
  3) 장장 4시간 동안의 황홀한 진동 ·· 165
  4) 강한 진동으로 복부의 불편함이 씻은 듯이 빠져나가 ·· 166
  5) 피부 미용 효과에 최고 ·· 168
  6) 기억력이 돌아왔고 고혈압 약도 끊었다 ·· 169
  7) 이명이 사라졌다 ·· 170
  8) 감기 치료에도 효과적 ·· 171

21. 진동 정보 ·· 173
  1) 하늘의 침상, 하늘의 손길 ·· 173
  2) 병원과 약에 목을 맨 환자들 ·· 175
  3) 진동을 잘하는 사람과 잘 못 하는 사람 ·· 176

4) 선천지기를 되살린다 ·· 177
5) 호르몬과 혈액, 신경전달물질의 생성과 순환 ·· 179
6) 10년 탈 자동차를 30년 탄다 ·· 181
7) 늙지 않는 법 ·· 182
8) 최고의 미용법 ·· 184
9) 우주의 자궁으로 들어간 느낌 ·· 185
10) 타고난 오장육부의 한계에 도전한다 ·· 187
11) 진동을 느끼기 위한 몇 가지 방법 ·· 188
12) 진동은 내적인 생활 스포츠다 ·· 192
13) 진동이 명약인 경우 ·· 193
14) 진동은 에너지 샤워다 ·· 196
15) 몸에 기의 통신망을 깔아라 ·· 197
16) 마음의 침을 놓는다 ·· 198

22. 환자와 주고받은 편지 ·· 200

맺는말 ·· 206

참고 문헌 ·· 208

01
진동요법 입문

항간에는 여러 가지 건강법이 있다. 나름대로 인간의 질병 치유 방법을 제시하는 건강법들이다. 진동요법도 질병 치료의 길을 안내하는 건강법이다. 그러나 이는 치료 도구로 오직 '생각'만을 허용한다는 점이 다른 요법들과 다르다.

진동요법은 수술 도구나 양약, 침, 한약재 등 어떤 도구나 재료도 필요로 하지 않는다. 따라서 환자가 병원이나 한의원, 또는 약국을 찾아 별도로 비용을 들일 필요가 없다.

그럼에도 불구하고 치료 효과는 놀랍다. 양방이나 한방에서 근원적으로 해결하지 못하는 웬만한 난치병들을 대부분 다스리기 때문이다. 이렇게 말하면 대번에 허장성세라고 힐난하는 독자들이 있을 것이다. 그러나 이는 예로부터 많은 치유 사례가 경험을 통해 증명하고 있는 사실이다.

동서고금을 통해 수술 도구나 약을 사용하지 않고 오로지 '마음'의 작용만으로 병을 치료한 실증 사례는 너무나 많다. 다만 이들은 발달한 현대 의술의 그늘에 가려 그 빛을 발하지 못하고 있을 뿐이다.

중국 동진(東晉) 시대에 갈홍(葛洪, 284~364)이란 의학자가 살았다. 그는 생전에 『주후비급방(肘後備急方)』이란 유명한 의서를 남겼다. 1,600여 년의 세월이 흐른 후, 중국 중의학연구원의 도유유(屠呦呦) 교수는 이 책의 처방에서 힌트를 얻어 획기적인 말라리아 치료 약을 개발했고, 그 공로로 2015년에 노벨생리의학상을 받았다.

그 갈홍이 남긴 또 다른 의서 『포박자(抱朴子)』에는 다음과 같은 기록이 나온다.

'복약(服藥)도 장생(長生)의 기본이지만 거기에 기를 운행하는 방법을 병용하면 더 효과를 얻을 수 있으며, 약을 안 먹더라도 행기법(行氣法)만으로 그 요령을 터득하면 능히 수백 세를 살 수

있다.'

또 양나라 때의 학자 도홍경(陶弘景, 456~536)이 남긴 『양성연명록(養性延命錄)』에는 다음과 같은 내용이 있다.

'만일 행기(行氣)하여 백 가지 질병을 없애고자 한다면 그 통증 부위가 어디든 바로 거기에 마음을 두라. 머리가 아프면 의식을 머리에 집중하고 발에 통증이 있으면 정신을 발에 집중해서, 기를 그곳에 이르게 함으로써 아픈 곳을 공략한다.'

이른바 기를 순환시켜 병을 치료할 수 있음을 설명하는 기록들이다. 후술하겠지만 기는 진동의 원초적 모습이다. 따라서 마음의 작용을 이용하는 원초적 진동요법이 이미 오래전부터 환자에게 적용돼 왔음을 알 수 있다.

서양이라고 해서 다르지 않다. 독일 의사 요하네스 슐츠(Johannes Schultz)는 1930년대에 '자율 훈련법(Autogenic Training)'을 창안해 주목받은 인물이다. 이는 모두 여섯 단계의 공식을 바탕으로 신체 이완을 도모해 건강을 증진하는 방법이다.

예를 들어 '오른팔이 따뜻하다'라고 계속 암시함으로써 그곳의 혈관을 이완해 피 흐름을 촉진하는 방법인데, 복부나 심장, 머리, 다리 등도 유사한 방법으로 이완해 건강을 증진할 수 있다는 것이다.

미국의 칼 사이먼튼(Carl Simonton)은 20세기에 '심상법(心象法)'이란 심신 치유 기법을 개발해 난치병 환자들의 병을 치료한 의사다. 심상법은 우리 몸은 우리가 생각한 대로 반응한다는 점에서 착안한 치료법이다.

가령 목 부분이 경직돼 있을 때 그 부분이 편안하게 이완되는 상상에 집중하면 실제로 그렇게 된다는 것이다. 뇌 안으로 어떤 솜 기둥 같은 기운이 들어오는 것을 지속적으로 상상하면 실제로 그것이 실현되기도 한다.

이처럼 마음의 작용을 이용한 치료는 동서양에서 오랫동안 활용돼 왔다. 현재도 인도의 요가 명상 센터나 동서양의 각종 심신 수련원에서 기, 마음 챙김 명상, 진동 발현 등의 방법으로 환자들을 치유하는 행위가 폭넓게 이뤄지고 있다.

필자는 이러한 흐름의 대체의학을 총괄해서 '진동요법'이라 명명코자 한다.

상술한 바와 같이 진동요법은 완전히 새로운 것은 아니다. 필자가 이와 유사한 수많은 치유 기법을 참고하고, 그 위에 진동의 세계를 좀 더 자세하게 드러내 체계화한 치료법이다.

이 치유 기법을 이용한다면 자기 몸 안에 훌륭한 주치의를 두고 사는 격이 된다. 혹은 몸 안에 치유의 손길을 등장시키는 것과도 같다. 이는 결코 종교적인 이야기가 아니다. 현실에서 누구나 간절히 구하면 터득할 수 있는 방법이다. 오랜 세월 난치병으로 고생한 이들도 진동요법을 깨달으면 건강이라는 기쁨을 선물로 받을 것이다.

02
진동이란 무엇인가

　인간은 보거나 접촉하거나 냄새 맡는 등 오감(五感)에 의존한 생활에 익숙해져 있다. 오감에 기감(氣感)을 더하면 육감(六感)이 된다. 이 육감의 구성 요소로서의 기감에 대해 아는 것이 진동을 체험하는 첫걸음이다.
　기감을 체험하기 위해서는 우선 심신을 내려놓아야 한다. 마치 고무풍선의 바람을 빼듯 몸을 최대한 이완하고 마음의 집착도 내려놓아야 한다. 심신을 철저히 내려놓을수록 기감 포착에 유리하다. 기는 비물질적 현상이므로 오감과의 작별을 잘할수록 쉽게 발현된다.

오감의 작용을 일시에 멈추게 하고, 생각도 용감하게 차단하고 나면 육체가 야릇한 진공 상태에 놓인다. 그런 상태에서 '마음의 눈'으로 온몸의 구석구석을 살핀다. 육안이 아니라 정신으로 육체와의 접촉을 시도하는 것이다. 이때 육체와 의식은 여전히 비워진 상태여야 한다. 마음이 다소라도 집착에 얽매여 있으면 기감 체험은 실패하게 된다.

그렇게 한동안 마음의 눈을 통해 육체 속 여행에 몰두해 있다 보면 몸 어디선가 색다른 느낌이 포착된다. 이는 가벼운 전류가 흐르는 것 같기도 하고, 벌레가 기어가는 것 같기도 한 현상이다. 이렇게 다가오는 것이 바로 기감이다. 이는 그동안 체험하지 못한, 완전히 새롭고 신선한 느낌이다.

이렇게 하여 일단 기감이 다가오면 온갖 정성을 기울여 그러한 느낌의 확대를 도모한다. 귀한 손님을 환대하듯이 마음으로 커지라고 주문하고 또 주문한다. 또 그런 느낌이 잔잔한 진동으로 바뀌라고 주문한다. 한동안 이 같은 자세로 일관하다 보면 자연스럽게 진동이 먼저 다가오기도 한다. 이는 비물질 세계의 처녀지를 걷는 것과도 같은 행복한 경험이다.

진동은 몸의 부분 부분에서 살그머니 날개를 펴듯 부스럭거리며 일어선다. 강도가 셀 때는 정수리부터 발바닥까지 시냇물처럼 잔잔히 흐르기도 한다. 양쪽 다리가 빵빵하게 부풀어 오르듯 강하게 일어나기도 한다. 복부가 출렁거리는가 하면, 휴대전화가 울릴 때처럼 진동하기도 한다.

잠잠하던 심장이 쿵쿵 펌프질을 하는 경우도 발생한다. 어느 때는 온몸의 세포가 동시에 봄날의 새싹처럼 환호작약하기도 한다. 형언할 수 없는 환희심이 전신을 휘감는 시간이다. 물질세계에서는 도저히 맛볼 수 없는 비(非)물질, 비(非)오감 세계에서 나 누릴 수 있는 기쁨이다.

사람의 체질에 따라서, 특히 그 사람의 건강 상태에 따라 진동의 형태가 각기 달리 나타나기도 하는데, 건강을 조화로운 쪽으로 한 발짝 더 다가서게 하는 방향으로 다가온다. 참으로 신비로운 현상이다.

이러한 진동 체험은 쉽지가 않다. 정성을 기울이고 또 기울여야 달성할 수 있다.

흔히 진동을 유도하기 위해 눈을 감고 정좌하거나 침대에 눕는다. 마음을 비우려 하면 할수록 잡념이 달라붙어 정신을 통일하기 어려운 경우가 많다. 이럴 때는 잡념과 잡념 사이의 틈새를 노린다. 아무리 잡념이 많은 사람이라 해도 일순간 잡념이 사라지는 때가 있기 마련이다. 그 순간 마음을 와락 내려놓고 육체 속 의식 여행에 몰두한다. 현실과의 용맹스런 결별이 '기'와 '진동'이란 신선한 체험을 수확하는 비법이다.

03
우주의 주파수에 나를 맞춘다

●

　진동요법을 실천하는 것은 우주 고유의 주파수에 자신을 맞추는 것과 같다. 우리 우주는 코스모스적인 질서가 지배하는 세계다. 그 질서는 최고의 조화로움에 기반을 두고 있으며, 그러한 조화의 기초는 진동이다. 결국, 우주의 기초가 진동이요, 파동인 셈이다.
　이 말에 동의하는 현대인은 드물다. 그러나 현대 물리학은 이미 이 세계의 본질이 파동임을 규명했다. 즉, 물질을 분자 → 원자 → 양자로 세분하다 보면 최소 단위에서는 입자가 파동으로 변하기도 하고, 파동이 입자로 되돌아오기도 한다는 것이다.

결국, 우리 신체든 땅이든 수목이든 모두 파동의 덩어리로 볼 수 있다. 진동요법을 터득하기 위해서는 우선 이 같은 이치를 확실히 깨달아야 한다.

진동요법을 체득한 사람에게는 이 세상이 달리 보인다. 그는 육안(肉眼) 대신 영안(靈眼)을 가질 수 있다. 육안을 밀어내고 영안의 시선을 드리우면 신기한 일들이 벌어진다. 파란 하늘의 허공에 은가루를 하얗게 뿌려 놓은 듯한 현상이 나타나기도 한다.

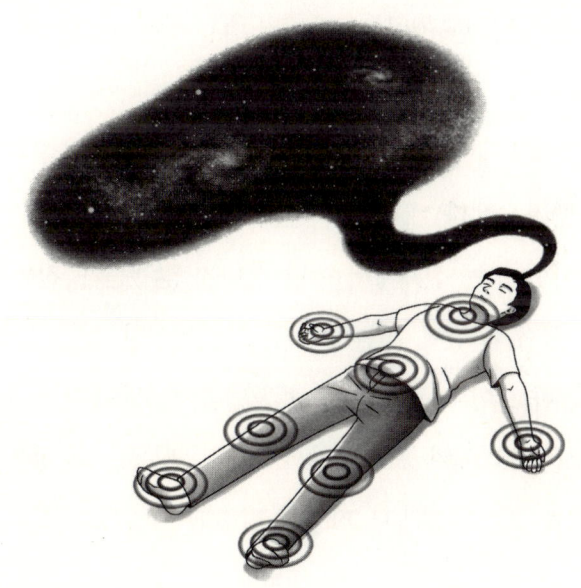

그 은가루 같은 것들은 허공에 가득 차 반짝반짝 명멸한다. 손바닥으로 움켜잡으려 하면 손만 지나가고 그 자리에서 그대로 반짝인다. 그것이 바로 기(氣)요, 파동의 실체다.

옛 성현들이 진공묘유(眞空妙有), 곧 텅 빈 것 같지만 무언가 미묘한 것이 있다고 한 그 말의 실체가 이것이다. 허공은 헛헛하게 비어 있는 공간이 아니라 잔잔한 파동으로 꽉 들어차 있는 것이다. 그러한 파동이야말로 조화로움의 요체다.

그 파동은 시간을 초월하여 과거세부터 미래세에 걸쳐 존재한다. 항상성(恒常性) 있는 것은 아무것도 없다는 이 세계에서 항상성 있는 유일한 것이 바로 이것이다. 우주의 파동은 비(非)물질의 조화로운 에너지 현상이다.

이러한 고유의 조화로운 파동이 바로 우주의 주파수이다. 그러니 그 주파수에다 내 몸을 맞춘다고 상상해 보라. 부조화로 오락가락하던 병든 신체에서 야단이 나지 않겠는가. 진동요법을 달성하면 몸에서 전에 체험하지 못했던 특이한 진동이 일어나는 이유가 바로 이 때문이다.

조화로운 에너지가 드나들면서, 꼬이고 뒤틀린 내 몸의 에너지가 정상화되는 과정에서 진동이 발현되는 것이다. 진동은 격

렬하게 일어나기도 하고 잔잔하게 다가오기도 한다. 펄떡거리거나 부르르 떨리거나 강하게 찌르거나 마사지하듯 부드럽게 어루만지기도 한다. 환자의 병적 상태에 따라 가장 적합한 양태로 다가오는 에너지이기 때문이다.

우주의 조화로운 주파수에 자연스럽게 연결돼 있는 것이 갓난아기다. 아기는 부모가 만들었지만 우주의 자궁에서 태어난 것으로 볼 수 있다. 아기는 말랑말랑한 정수리의 뇌를 통해 우주와 연결돼 있다. 그래서 항상 팔다리를 버르적거린다. 우주의 진동에 맞춰 순간순간 율동을 하는 것이다. 이것은 최상의 조화로운 율동이다. 아기의 건강이 최적인 이유가 바로 여기에 있다. 조화로움 그 자체에 젖어 있는데 건강하지 않을 까닭이 없는 것이다.

우리가 진동을 하는 것은 아기와 같은 순수한 상태로 되돌아가는 것이다. 이를 통해 우주적 질서를 회복하고 원초적 건강을 되찾는 것이 진동요법의 핵심이다.

04
뇌 안의 생명 안테나

우주의 주파수에다 나를 맞추기 전에 우선적으로 해야 할 일이 있다. 내 몸 안의 생명 안테나를 바로 세우는 작업이다.

인간은 누구나 생명 안테나를 지니고 태어났다. 그 안테나는 우주의 조화로운 파동을 수신해 건강한 육체가 원초적 생명을 잘 이어 가도록 돕는다. 그러나 그 안테나는 살아가는 동안 대부분 꺾이거나 구부러지거나 녹슬고 만다.

그런 생명 안테나에 해당하는 인체의 주요 부분은 뇌 한복판에 깊숙이 파묻혀 있는 '사이뇌(간뇌)'와 그 아래에 길게 이어진 '뇌줄기(뇌간)'이다. 사이뇌는 주로 시상 및 시상하부로 구성

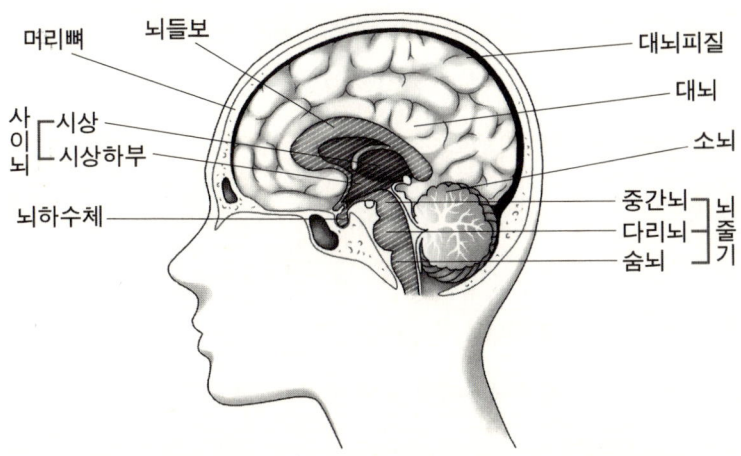

■ 사이뇌와 뇌줄기를 합쳐 '생명 뇌(원시 뇌)'라 부른다.

돼 있으며, 뇌들보(뇌량)가 이를 모자처럼 에워싸 대뇌와 구분 짓고 있다. 뇌줄기는 중간뇌(중뇌), 다리뇌(교뇌), 숨뇌(연수) 등으로 연결되어 있다. 이렇게 인간의 뇌는 가장 큰 면적을 차지하는 대뇌와 사이뇌, 뇌줄기를 주축으로 형성돼 있으며, 소뇌는 뇌줄기 옆에 자리 잡고 몸의 균형을 유지하는 데 도움을 준다.

대뇌는 이성적 판단과 현실적 사고를 총괄하는 부위다. 논리적 판단, 상업적 계산, 감각, 의식, 방어적 명령, 노력 등은 모두 대뇌, 특히 대뇌의 겉 부분을 차지하는 대뇌피질의 작용이다. 대뇌는 진화론상 계통학적으로 가장 나중에 발달한 부분으로,

인간 등 포유류가 크게 발달한 것으로 알려져 있다.

이에 반해 뇌들보 아래의 사이뇌와 뇌줄기는 육체의 생명력을 관장한다. 인체 내부의 장기에서 일어나는 일, 즉 호르몬 순환, 신경전달물질 분비, 혈액 이동, 소화, 체온 등 모든 것을 조절해 건강을 지켜주는 파수꾼 역할을 한다. 다시 말해 생명의 주체요, 본능의 원천이라고 할 수 있다.

사이뇌의 큰 부분을 이루는 시상은 달걀처럼 동그스름한데, 척수와 뇌줄기로부터 올라오는 거의 모든 지각신경의 연결 고리 역할을 한다. 냄새를 제외한 거의 모든 감각을 받아들여 대뇌피질로 전달하는 게 시상의 임무다. 시상하부는 자율신경계의 중추로서 수분 대사, 체온, 식욕, 수면, 각성 주기 조절 등에 관여하고 뇌하수체와 함께 호르몬 분비를 조절하는 역할도 한다.

사이뇌의 바로 아래, 뇌줄기의 맨 윗부분에 있는 중간뇌에는 중요한 신경과 신경핵 등 생체 활동에 필수적인 구조물이 몰려 있다. 중간뇌 아래는 다리뇌로 시각신경과 속귀신경이 이곳을 통과한다. 숨뇌는 그 이름처럼 호흡, 순환 등 생명에 직접 영향을 미치는 자율신경 기능이 집약돼 있는 부위이다. 수많은 신경회로와 신경핵이 좁은 부위에 몰려 있어 뇌의 여러 부위 중 가

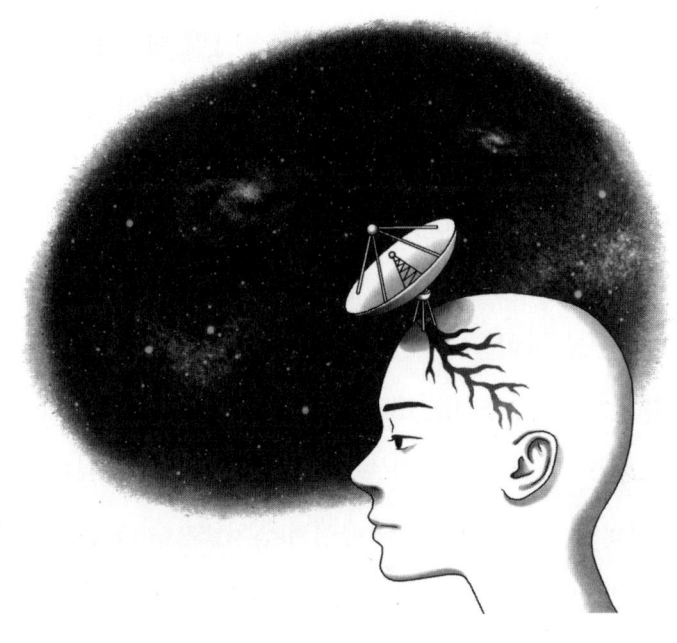

장 중요한 부분으로 꼽힌다.

전체적으로 볼 때 사이뇌와 뇌줄기는 인간의 생명을 유지하는 데 빼놓을 수 없는 생명의 중추라고 할 수 있다. 따라서 이 부분을 통칭해 '생명 뇌'라 정의할 수 있다. 생명 안테나는 해부학적으로 눈에 보이지는 않아도 이 생명 뇌에 뿌리를 박고 있는 것이다.

이러한 생명 뇌는 수억 년 전 원시인류부터 현대인까지 이어져 내려오는 부분이다. 원시 조상 때부터 생명 현상을 북돋우는 본능적인 역할을 해 와서 '원시 뇌'로도 불린다. 동물들은 대부분 원시 뇌의 면적이 크고, 대뇌는 인간을 비롯한 소수의 고등동물에게만 발달해 있다. 인간은 이러한 대뇌, 특히 대뇌피질의 도움으로 문명을 화려하게 발전시킬 수 있었다.

그러나 이로 말미암아 역설적으로 생명 뇌, 원시 뇌의 활동이 억제되는 부정적 결과도 초래됐다. 날마다 신경 쓰고, 논리적으로 사고하고, 스트레스를 받는 등 긴장된 생활을 계속하다 보면 대뇌피질이 과도하게 발달해 사이뇌와 뇌줄기를 억압하게 된다. 그로 인해 이들 부위가 위축되고 약해져 비실거리는 것이다. 다시 말해 생명 안테나가 휘거나 부러진다는 말이다.

그렇게 고장 난 생명 안테나로 인해 뒤따르는 것이 여러 가지 불치병, 난치병이다. 특히 현대인을 끊임없이 괴롭히는 성인병은 대체로 이 안테나의 부실로 인한 것이라 해도 과언이 아니다. 따라서 이 안테나를 수리해 제 역할을 하게 하는 것이 가장 시급한 과제다.

그러면 어떻게 생명 안테나를 바로 세우나. 뒤에서 자세히 설명하겠지만, 의식을 최대한 죽이고 육체마저 철저히 내려놓는 것이 이를 실행하는 지름길이다. 이는 대뇌피질의 지나친 활동을 억제하고, 사이뇌를 성벽처럼 둘러싸고 있는 뇌들보의 성문을 열어젖히는 과정이다. 이렇게 함으로써 주눅이 들어 있거나 깊이 잠들어 있던 사이뇌와 뇌줄기가 깨어나 생명 안테나가 바로 서고, 조화로운 파동 에너지가 밀려들게 되는 것이다.

05
인체의 자동 조절 기능

　우주의 조화로운 파동이 생명 안테나를 통해 연결되면 육체 구석구석에서 자동 조절(회복) 기능이 작동한다. 진동 치료가 본궤도에 올라서는 순간이다.
　인간의 몸은 병에 걸렸을 때 이를 자동으로 해결해 주는 기능을 지니고 있다. 예를 들어 유전자가 결함을 보이거나 혈행 혹은 호르몬의 흐름이 막혔을 때 이를 해결해 주는 기능이 선천적으로 내재해 있는 것이다. 어떻게 보면 생명 안테나가 바로 설 때부터 이 기능이 작동되기 시작하는 것으로 볼 수 있다. 인체가 병에 걸렸다는 것은 이 같은 자동 조절 기능이 실종되거나 마비되었음을 의미한다.

　바로 세워진 생명 안테나를 통해 병든 육체가 우주의 조화로운 파동과 연결되면 그 파동이 몸 안으로 들어와 증폭된다. 이때 파동의 증폭을 돕는 것이 자동 회복 기능이다. 신체의 군데군데가 심하게 떨리거나 꿈틀거리는 현상은 이 같은 과정의 결과물이다.

　이런 방식으로 진동이 한바탕 휩쓸고 지나가면 치유가 이뤄져 자동 조절 기능은 약화되고 진동도 수그러든다. 이 과정을 통해 육체는 원기와 면역력을 회복하고 질병과 작별하게 된다.

　본래 질병이란 실체가 없는 것이다. 육체를 파탄지경으로 몰아넣는 고질병일지라도 원인이 제거되면 자연스럽게 물러가게 마련이다. 이는 바로 질병이 실체가 없는 것임을 입증하는 현상이다. 또 질병은 부조화의 산물이다. 다시 말하면 에너지 난조(亂調)의 결과물이다. 인체의 곳곳을 흘러 다니는 에너지의 상태가 조화롭거나 파동이 정상적일 때 육체는 건강하다. 조화가 깨지고 파동이 정상 상태를 벗어나면 질병이란 괴물이 덮친다.

　그렇지만 부조화를 조화로, 혼돈을 질서 상태로 바꿔 놓으면 질병은 언제 그랬느냐는 듯 사라진다. 최고의 질서와 조화는 코스모스적인 것이다. 이는 우주의 본질인 진동과 부합할 때만이 달성할 수 있다. 진동과의 만남을 통해 우리 몸의 자동 조절 기능이 충분히 작동되어야만 치료에 가속도가 붙게 된다.

이렇게 되면 무질서, 불편, 스트레스, 혼돈, 부조화가 사라진 자리에 코스모스적인 조화가 출현한다. 조화로움(harmony)과 평안함(ease), 그리고 참된 질서(order) 속에서는 질환의 흔적을 찾아볼 수 없다. 이 같은 조화로운 어떤 현상의 구현이야말로 난치병을 포함한 질병 대부분을 몰아내는 비방이다.

그럼에도 불구하고 현대 의학은 질병 문제의 본질을 제대로 파악하지 못한 채 헛다리를 짚는 경우가 많다. 우주의 근본 이치와 자동 조절 기능을 통해 인체가 자연스럽게 제자리로 돌아오게 하는 것이 참된 치유임을 알아야 한다. 수많은 문명병, 현대병은 의사나 약사가 아니라 자기 자신이 다스려야 한다는 사실을 깨달아야 한다.

06
현대 물질 의학의 한계

●

　현대 서양의학은 치료 기술과 장비의 눈부신 발달에 도취해 있다. 이를 통해 그동안 못 고치던 질환도 퇴치할 수 있게 된 것을 자랑거리로 삼는다. 그럼에도 불구하고 현대 물질 의학으로 해결하지 못하는 질병들은 너무나 많다.

　인간의 삶과 사회가 복잡다단해질수록 불치병과 난치병도 증가하는 경향이다. 비전염성 질환의 세계적인 증가는 그 좋은 사례다. 첨단 의료 장비와 고가의 약물을 충분히 사용하고도 치료하지 못하는 난치병이 많은 것은 현대 의학이 반성해야 할 부분이다.

일례로 현대 서양의학은 그 흔한 이명이나 견비통도 명쾌하게 해결하지 못하고 있다. 고혈압 하나도 뿌리 뽑지 못해 환자로 하여금 평생 약을 먹게 한다. 병을 고친다면서 되레 환자와 환자 가족의 삶을 곤폐하게 만드는 경우가 많다는 말이다.

현대 한의학이나 중의학도 상당수의 난치병을 근치하지 못한다는 점에서 양의학과 오십보백보인 셈이다. 수많은 대체의학도 질병 치료에 한계를 보이는 경우가 비일비재하다. 특수 분야에서는 효과를 발휘할지라도 질병을 총괄적으로, 명쾌하게 해결하는 데는 역부족이다.

물론 현대 의학이 이룩한 업적은 칭송할 만한 부분이 많다. 그러나 이는 대부분 물리적인 치료법인 경우에 국한한다.

서양 물질 의학은 오로지 물리적 장비와 약물만으로 육체의 병증 부위를 공격하는 데 몰두한다. 하지만 근본적으로 부조화를 밀쳐내지 못한다면 난치병이 근치될 수 없다. 설사 치료되었다 하더라도 원인이 따라다니는 한 도로 아미타불이 되기 십상이다.

한의학이나 중의학은 서양의학과 달리 원인 치료에 매우 공을 들인다. 간이나 심장에 문제가 있다고 하더라도 다른 장기와

의 조화로움을 통해 질병을 퇴치하는 방법을 사용한다. 그러나 이들 역시 한약재나 침 등 물질과 물리적 도구를 써서 해결한다는 점에서는 서양의학과 비슷한 한계점을 지니고 있다.

진동요법은 치료 수단으로 마음과 정신력을 이용한다는 점이 특징이다. 물리적 치료 기술에 매달리는 현대 물질 의학과는 완전히 차별화된다. 의료 장비나 약물을 전혀 사용하지 않고 오로지 마음의 작용만으로 현대 의학이 해결하지 못하는 난제를 대부분 근절한다는 것은 가히 혁명적이다.

현대 물질 의학의 한계는 마음의 뛰어난 작용을 잘 인정하지 않는 데 있다. 스트레스가 여러 가지 질병의 원인이란 점은 인정하면서도 정신력으로 다양한 질병을 극복할 수 있다는 사실은 잘 받아들이지 않는다. 오로지 물리적인 치료법에만 매몰돼 있다. 그러니 애초부터 명쾌한 해답을 기대하는 게 무리다.

그런데 한 가지 확실한 사실은 마음이 인체의 모든 장기 및 신경계통과 연결돼 있다는 사실이다. 부끄러우면 얼굴이 빨개지고, 스트레스를 받으면 혈압이 올라가는 것은 그 때문이다. 행복할 때 입가에 미소가 감돌고, 슬플 때 눈물이 핑 도는 것도 모두 그 때문이다. 오랫동안 스트레스를 받으면 위장이나 십이지장 벽이 헐기도 한다. 이처럼 마음의 작용은 놀랍다.

마음의 힘이 이처럼 큰 것은 우리의 정보가 실린 에너지이기 때문이다. 마음은 그 사람의 정보를 지닌 '파동 에너지'로서 물질의 입자까지 변화시킨다.

또 마음은 우리 몸의 면역계, 호르몬계, 뇌 신경계, 경혈 및 경락을 건드려 놓는다. 심지어는 유전자 코드의 배열과 유전자의 활동성까지 변화시킨다. 우리가 생각의 스위치를 전환함으로써 이 모든 것을 가능케 할 수 있다는 말이다.

진동요법은 이렇듯 생각 하나를 바꿔 현대 의학의 한계를 뛰어넘을 수 있다는 데 그 매력이 있다. 고질적인 천식도 뿌리 뽑을 수 있고, 암 덩어리도 아이스크림처럼 녹일 수 있다. 내 몸 안팎에 두루 퍼져 있는 우주의 조화로운 파동 에너지가 이 모든 작업을 수행한다.

07
진동의 특징

●

    진동은 몸이 피곤하거나 아플 때 뚜렷하게 다가오는 특징이 있다. 이것을 깨닫는다면 진동이야말로 질병을 물리쳐 주는 최고의 명약임을 알 것이다.

    가령 간밤에 잠을 너무 적게 자 피로할 때 몸으로 20~30분간 진동의 출렁거림을 체험하고 있으면 피로가 점점 빠져나가는 것을 느낄 수 있다.

    30분의 밀도 있는 진동이 5시간 이상의 수면 효과를 가져다준다. 따라서 잠을 한두 시간밖에 자지 못했더라도 진동을 통해 신체의 활력을 충분히 회복할 수 있다. 이는 많은 이들이 경험을 통해 실증하고 있다.

　음주를 한 경우도 마찬가지다. 술 마신 다음 날 숙취가 심하게 느껴질 때 진동에 몰입하면 바로 좋아진다. 진동이 세포에 활력을 주어 원기 회복을 돕기 때문이다. 자양강장제를 따로 먹을 필요가 없다.

　질병에 걸렸을 때 진동을 부르면 이 녀석은 그 질환 부위에 먼저 다가가 작업을 하는 경향이 있다. 정상적인 신체 부위에는 가벼운 약이나 활력소가 되지만, 병소(病巢)에는 중요한 약이 된다. 물질로 된 양약이나 한약을 훨씬 능가하는 '하늘의 약'이다.

　필자의 한 지인은 심한 목 디스크로 인해 항상 구부정한 자세로 다녀야 했다. 병원에도 많이 다녔지만 수술을 하지 않는 상태에서는 근본 치료를 기대할 수 없었다. 그가 진동의 세계를 안 뒤에는 사정이 달라졌다. 병증 부위에 수시로 진동을 오르내리게 하며 따뜻한 기운을 부여하자 증상이 눈에 띄게 호전된 것이다. 그는 자율 진동을 시작한 뒤 거짓말처럼 디스크가 물러갔다.

　진동은 중증일수록 재빨리 다가가 붙는다. 구안와사로 고생하는 사람에게는 얼굴의 일그러진 부위에 달라붙어 그것을 펴

준다. 일그러짐이 겨울의 동토(凍土) 같은 현상이라면 진동은 그것을 해토(解土)하는 봄 햇살 같은 현상이다.

복부에 심각한 질환이 있는 사람에게는 복부 진동이 강하게 일어난다. 그렇게 한바탕 거센 폭풍이 불고 나면 나쁜 에너지가 한꺼번에 밀려 나가고 그 자리를 고주파 에너지가 대신하게 된다. 일상의 물질세계에서 경험하지 못한 놀라운 현상들이 널브러진다.

이는 결코 종교적인 이야기가 아니며, 남의 나라 이야기도 아니다. 생각만 바꾸면 현실 세계에서 누구에게나 벌어질 수 있는 일이다. 결과는 혁명적이지만, 본질은 순수하고 너무나 단출하다. 단순한 몰입이 놀라운 결과를 가져다준다. 난치병일수록 진동의 작용은 뛰어나다.

08
진동요법이 치료하는 영역

　●

　진동요법은 전염성 질환을 해결하는 데 한계가 있다. 전염성 질환은 바이러스, 세균 등이 원인이므로 항생제 등을 투여해 해결하는 게 효율적이다. 다만 진동요법은 바이러스 침투로 떨어진 원기를 회복하는 데는 도움을 줄 수 있다.
　또 진동요법은 외상을 직접 치료할 수 없다. 뼈가 부러졌거나 살갗이 찢어졌을 때는 병원을 찾아가 깁스를 하거나 꿰매는 등의 조치를 해야 한다. 진동요법은 유전적 소인으로 인한 희귀 질환 치료에도 다소 한계를 드러낸다.
　진동요법은 이상의 질환을 제외하고 거의 모든 질환에 적용

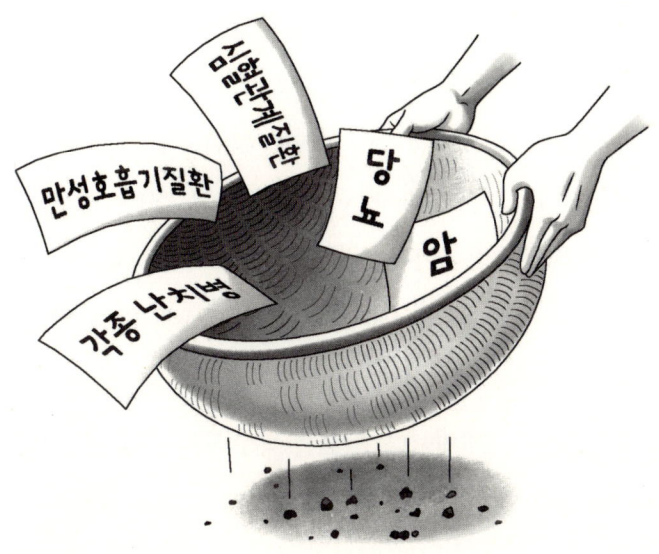

할 수 있다. 무엇보다 감염성 질환이 아닌, 비전염성 질환의 예방 및 치료에 상당한 도움이 된다.

세계보건기구(WHO)에 따르면 인류는 해가 갈수록 비전염성 질환의 노예가 되어 가고 있다. 2012년 지구촌 사망자 5,600만 명 중 3,800만 명(68퍼센트)이 비전염성 질환으로 사망했다.

대표적인 비전염성 질환은 심혈관계 질환, 당뇨, 암 및 만성호흡기 질환이다. 이런 질병 발생에 크게 기여하는 비만증 환자들 역시 폭발적으로 증가해 지구촌에서 '건강의 시한폭탄'이 되어 가고 있다.

　심혈관계 질환은 고혈압, 저혈압, 뇌경색, 뇌졸중, 협심증, 심근경색, 부정맥, 고지혈증, 동맥경화, 고콜레스테롤(LDL)증 등을 총칭한다. 이로 인한 사망자 수가 2012년 1,750만 명으로 전체 비전염성 질환 사망자 가운데 가장 많다.

　암은 위암, 폐암 등을 비롯해 가짓수가 매우 많다. 의학이 고도로 발달해 암을 정복할 날이 머지않았다고도 하지만, 해결이 절대 쉽지 않은 고질병이다. 당뇨는 대표적인 만성 소모성 질환으로 평생 관리하지 않으면 안 된다. 만성 호흡기 질환은 기관지염, 천식, 비염 등으로 환자들을 평생 지치게 한다. 이 밖에도 파킨슨병, 버거씨병, 재생불량성빈혈 등 난치병은 일일이 헤아리기 어려울 정도로 많으며, 날이 갈수록 그 종류가 증가하고 있다.

　이들 질환은 원인이 아주 다양하지만 가장 근본적인 원인은 대뇌피질의 기능이 지나치게 항진된 데 있다. 이성과 지식의 총본산인 대뇌의 기능이 너무 활발해서 생명의 뇌 역할을 중점적으로 하는 사이뇌와 뇌줄기가 억압된 것이 문제다.

　앞에서도 설명했듯이 이 둘은 인간의 생명과 본능을 중점적으로 관장한다. 그런데 현대인은 대뇌의 힘에 억눌려 비실대는 꼴이다. 그 결과로 나타나는 것이 생체 기능의 부조화다. 호르몬과 혈액이 제대로 순환하지 못하거나 체온이 자동으로 조절되지 못하는 등 후유증이 따른다. 그런 일이 일정 기간 계속되다 보면 비전염성 질환이란 질병이 마각을 드러내게 된다.

비전염성 질환은 소위 '문명병'이다. 현대병, 성인병 등으로도 불리는 이 문명병은 원시 인류에게는 없었다. 이는 대뇌가 발달한 고등동물, 특히 인간의 발목을 단단히 잡고 있는 병이다. 대뇌가 진화한 덕분에 문명을 일으켜 우주선을 먼 행성까지 보냈고, 빌딩과 컴퓨터와 로봇을 만들어 그 혜택을 누리고 있지만, 역설적으로 문명병의 덫에 걸려 신음하는 꼴이다.

따라서 이 병으로부터 자유로워지기 위해서는 문명을 일으킨 대뇌를 틈틈이 쉬게 하는 것이 가장 좋은 방법이다. 단순히 쉬게 하는 데 그치지 않고 무장 해제시켜 생명 뇌를 억압으로부터 해방해야 한다. 그러면 태초에 조물주가 설계한 대로 본능적인 작동이 진행되어 부조화가 풀리고 질병이 힘을 잃게 되는 것이다. 거기에다 진동을 작동시키면 치유의 힘은 굉장히 강력해진다.

인체의 부조화는 잘못된 식생활, 지나친 흡연과 음주, 무절

제한 성생활, 수면 부족 등도 원인이지만 스트레스나 지나친 사유 등으로 인한 대뇌피질의 기능 항진이 가장 큰 원인임을 다시 한 번 강조하고자 한다. 그러므로 큰 틀에서 대뇌피질의 무력화를 통해 우리 몸이 진동을 타도록 적절히 방임(放任)하면, 부조화가 한바탕 정돈돼 웬만한 비전염성 질환은 거의 다 물러간다. 병원에서 수개월에 걸쳐 큰돈을 들이고도 뿌리 뽑지 못하던 난치병을 한꺼번에 퇴치할 수 있다.

    결국, 진동요법은 사람의 짧은 과학 지식이 아닌, 대자연의 위대한 힘이 작용하는 치료법이다.

09
진동을 부르는 법

진동을 부를 때는 내 몸 안의 생명 안테나를 잘 일으켜 세운다는 의념(意念)을 확실히 가져야 한다. 생명 안테나는 사이뇌와 뇌줄기다. 이는 대뇌 깊숙이 박혀 있는 것으로 인간의 건강, 생명과 관련한 모든 일을 주관하는 부위다. 원시 조상 때부터 전해지는 기관이어서 '원시 뇌' 혹은 '생명 뇌'로도 불린다.

거듭 말하지만 이 원시 뇌를 억압으로부터 풀려나게 하기 위해서는 대뇌피질을 안정시키는 노력이 선행돼야 한다. 대뇌피질의 작용이 강건할수록 상대적으로 원시 뇌는 맥을 못 추게 된다. 이에 따라 생명 안테나도 바로 세워질 수 없고, 당연히 우주의 본질인 진동과의 합일도 불가능해진다.

    대뇌피질의 기세를 꺾고, 사이뇌와 뇌줄기의 작용을 항진시키는 것은 의학적으로 교감신경의 작용을 억제하고 부교감신경의 기능을 항진하는 것과 같다. 이를 위해서는 다음의 몇 가지 방법을 실천해야 한다. 생활 속에서 틈틈이 실천해 진동을 달성한다면 건강의 천군만마를 얻은 것과 다름없게 된다.

1) 육체 내려놓기

    최대한 편안한 자세를 취한다. 소파나 침대, 사무실 의자 등 어디든 상관없다. 육체를 충분히 이완하기 좋은 곳이면 된다.

    우리 몸은 오감(五感)을 느끼기에 더없이 좋은 도구이지만, 기감(氣感)을 부르는 데는 방해물이다. 따라서 기감이나 진동을 초빙하기 위해서는 육체와 깨끗한 결별을 도모해야 한다.

    완전한 결별은 아니더라도 최대한 결별에 가까운 준비가 필요하다. 이를 위해 육체를 내버리는 듯한 시도를 해야 한다. 방법은 넋이 빠진 것처럼 육체의 감각을 잊어버리는 것이다. 편안한 자세로 몸에 대한 집착을 내려놓고 현실을 떠나는 연습을 하면 좋다.

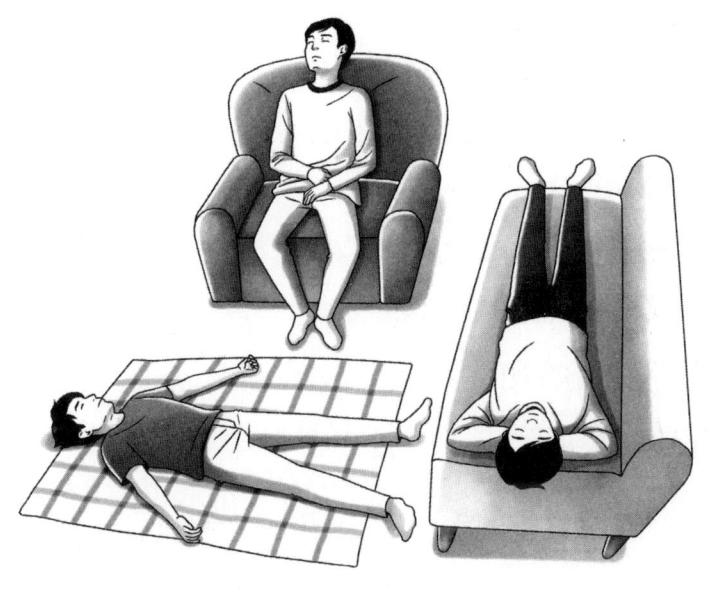

2) 마음 내려놓기

일상의 복잡한 생각을 다 내려놓는다. 잡념이 따라다니면 이것도 최대한 차단한다. 뇌파를 잠들기 전 단계까지 충분히 떨어뜨리면 많은 도움이 된다.

눈을 감고 오랫동안 앉아 있다고 해서 마음이 잘 내려가는 것은 아니다. 이 경우 오히려 잡념만 더 무성해질 수 있다. 따라서 단 1분 혹은 10초를 앉아 있더라도 마음을 와락 내려놓는 시도를 할 필요가 있다.

　마음을 꽤 내려놓지 않고는 진동을 부르는 데 성공할 수 없다. 처음 시도하는 사람일수록 마음을 최대한 많이 내려놓을 줄 알아야 한다. 마음과 몸이 충분히 내려간 상태라야 그 너머에서 기감과 진동이 다가온다.

　마음을 내려놓는다는 것은 항진돼 있는 대뇌피질의 기능을 약화하는 것이다. 마음을 완전히 내려놓는 것은 이를 무장 해제시키는 것과 같다. 그래야 대뇌피질의 항진으로 억눌려 있던 생

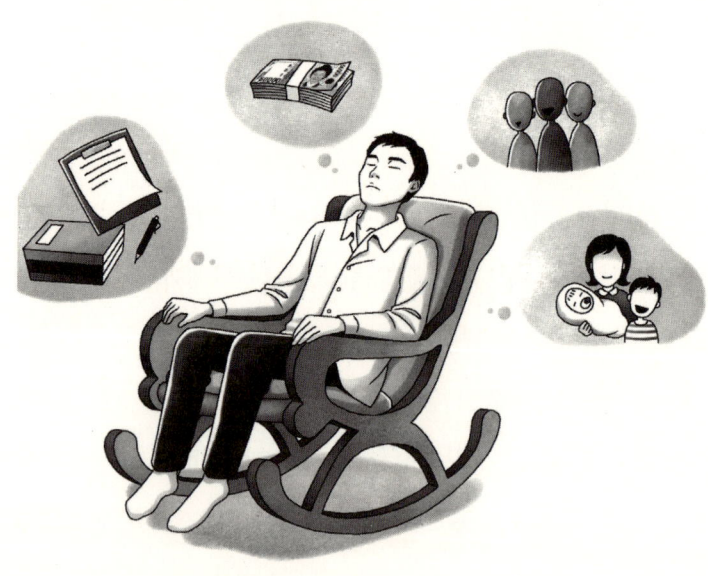

명 뇌가 부스스 깨어 일어나게 된다.

그러나 마음을 내려놓고 잡념을 온전히 내보낸다는 것은 초보자가 하기에 절대 쉽지 않다. 따라서 초보자는 잠에서 막 깨어난 순간을 활용하면 도움이 된다. 새벽녘 잠자리에서 의식이 살짝 돌아왔을 때는 몸이 물먹은 솜처럼 먹먹하고, 잠을 더 자고 싶은 마음으로 간절하다. 그런 순간이야말로 몸과 마음이 충분히 이완된 시간이다. 이때가 기와 진동을 부르기에 더할 나위 없이 좋은 순간이다.

진동은 첫 경험을 하기가 쉽지 않을 뿐이지 일단 경험하고 나면 심신을 그다지 깊이 내려놓지 않고도 부를 수 있다. 따라서 첫 경험을 위한 심신의 자세가 중요하다.

심신의 준비는 이성 세계로 연결되는 현실의 스위치를 끄고 비이성, 비현실로 연결된 스위치를 켜는 것이다. 이는 오감에의 연결을 차단하고 기감에의 연결 고리를 찾아내는 것이다.

3) 마음의 눈으로 자기 몸을 바라본다

심신이 충분히 이완되면 대뇌 깊숙이 자리 잡은 생명 뇌는 반드시 항진하게 돼 있다. 이때야말로 생명 안테나가 제 역할을

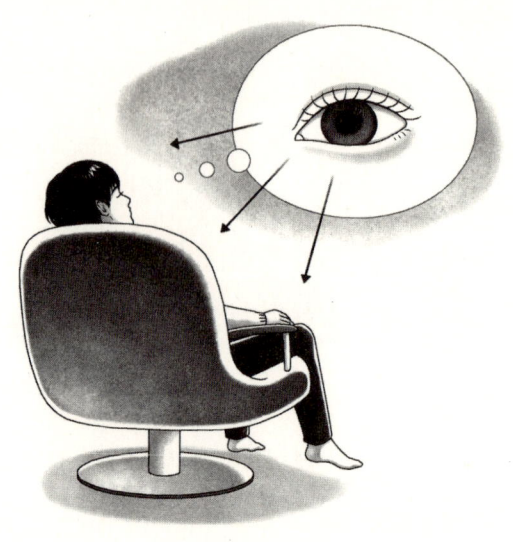

회복할 수 있는 순간이다. 다시 말해 우리 몸 안팎에, 넓게는 우주에 편재(遍在)해 있는 조화로운 에너지 파동을 포착해 운용하는 것이다.

심신의 준비가 잘 갖춰진 단계라 하더라도 기감과 진동을 느끼기까지는 다소의 노력이 필요하다. 즉, 이 단계에서는 '마음의 눈'으로 자기 몸을 바라보는 작업이 요구된다.

이는 의식을 확산시켜 몸 구석구석에 가닿게 하는 것이다. 이때 의식은 대뇌피질의 영향을 거의 받지 않는, 몽롱하고 편안한 것이어야 한다. 마치 깊은 물 속에 가라앉았을 때처럼 먹먹하고 명료하지 않은 어떤 의식이어야 한다.

우리가 활동할 때의 의식이 10이라면 심신 이완 단계에서는 2~3이 있어야 한다. 너무 많으면 오히려 방해가 된다. 그러나 2~3이라 하더라도 나는 분명히 무엇인가를 지각하고 있다. 그런 상태에서 의식을 몸 구석구석에 갖다 붙이는 것이다.

이것이 '마음의 눈'의 작용이다. 육체의 눈이 아닌 의념(意念)으로 신체 접촉을 시도하는 것이다. 다리나 복부 등 신체의 특정 부위를 응시해도 좋고, 범위를 넓혀 상반신이나 하반신을 통째로 바라봐도 된다. 환자는 질병이 있는 부위를 몰두해서 바라보면 좋다. 그러다가 온몸으로 확산하면 된다.

이처럼 육체의 구속과 마음의 집착에서 벗어나 자기 몸을 객관화하는 것이야말로 기와 진동이란 귀빈을 맞아들이는 순수한 자세다. 이는 또한 생명 안테나를 통해 수신된 조화로운 기와 파동을 신체 구석구석에 연결하는 과정이기도 하다.

4) 의식이 가닿은 자리에서 기감을 건져 낸다

'마음의 눈', 곧 나의 몽롱한 의식이 가닿은 자리에서 귀한 손님을 맞이하듯 '기감'을 건져낸다. 이는 초보자에겐 참으로 막연한 이야기다. 도대체 무얼 건져 내고 무얼 맞이한단 말인가.

그러나 심신을 훌훌 다 내려놓고 비몽사몽간에 무언가를 간절히 구하면 주인공은 반드시 나타나게 돼 있다. 그 주인공은 옅은 전기 자극이나 부스럭거리는 느낌, 혹은 지렁이나 벌레가 기어가는 듯한 느낌 등으로 다가온다. 생전 경험해 보지 못한 이채로운 느낌이다.

이는 생명 안테나를 거친 태초의 조화로운 기운이 내 육체에 전달돼 요술을 부리기 시작한 것이기도 하다.

주인공이 잘 나타나지 않을 때는 '마음의 그물'로 그를 건져내는 노력을 해야 한다. 마음의 눈이 가닿은 자리에서 역시 마음의 그물로 기를 건져 올리는 것이다. 이 동작을 지성으로 반복하면 실제로 기감이 건져 올려진다. 문제는 얼마나 정성을 다 하느냐 하는 점이다.

5) 기감을 진동으로 변환한다

기감이 느껴지면 그것이 진동의 시발이다. 기는 진동의 원초적 현상이기 때문이다. 기감이 한 차례 발전하면 진동이 되는 것이다. 그러므로 기감을 몰고 다니다가 이를 진동으로 승화시켜야 한다. 이때 마음으로 '진동으로 변해라'라고 되뇌면서 실제 진동을 상상 속에 이미지화한다. 이를 몸 곳곳에서 지성으로 행하다 보면 실제 진동이 뒤따르게 된다.

사람에 따라서는 원초적인 기감의 발현 과정을 생략한 채 그대로 진동 현상이 나타나기도 한다. 현실의 스위치를 비현실, 비이성의 스위치로 바꿔 끼운 뒤 신속하게 발동을 걸면 진동이 시작되는 것이다. 이러한 진동이야말로 최적의 건강을 가져다주는 묘약이다.

진동은 말 그대로 어떤 떨림 현상이다. 근육이 미세하게 떨리기도 하고, 세포가 꿈틀거리기도 한다. 어떤 뜨거운 느낌이 배나 다리를 훅 관통하기도 한다.

가벼운 진동에서부터 강력한 진동에 이르기까지 사람에 따라, 그리고 질환에 따라 매우 다양한 형태로 다가온다. 당사자에게 가장 적합한 형태로 다가오는 것이 진동의 특징이다.

6) 진동을 온양한다

진동이 느껴진다는 것은 이 세계를 이루고 있는 원초적 파동이 육체 치유 과정에서 활성화되기 시작한 것과 같다. 병증 부위에서 강도가 세어지는 것은 미세하던 파동이 증폭된 것이다.

그러므로 환자는 진동이 다가오면 마음을 더욱 집중하고 몰두해서 그 기운을 온양(溫養)할 필요가 있다. 파동의 증폭을 돋우는 것이다. 이때 대뇌피질은 힘을 잃은, 어떤 방임된 마음 상태로 순수하게 몰입해야 한다. 마치 암탉이 알을 품듯이 지극정성을 다하는 것이다. 그러면 진동은 힘이 세어진다. 미세하던 떨림이 점차 강한 떨림으로 바뀌는 것이다.

떨림이 강하면 강할수록 치료 효과는 그만큼 향상된다. 종내에는 묵직하며 행복한 파동으로 승화해 질병을 제압한다. 진동을 정성껏 온양해야 하는 이유가 여기에 있다.

7) 부분 진동 유도하기

부분 진동이란 자신이 필요로 하는 곳에 부분적으로 진동을 유도하는 것이다. 기억력 향상을 위해서는 뇌에 진동을 유도하면 좋고, 고혈압 치료를 위해서는 정수리 부분과 목 뒤, 양어깨 깊숙한 곳으로 유도하는 것이 좋다.

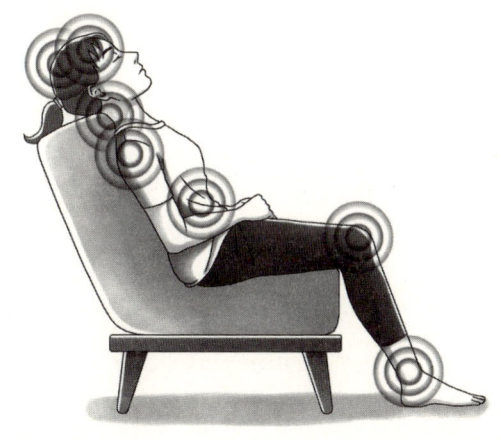

　먹은 음식이 잘 소화되지 않거나 대장의 기능이 무기력해져 있을 때는 복부에 집중한다. 그러면 위장이 뻥 뚫리고 대장이 잘 정돈되는 것을 느낄 수 있다.
　이처럼 진동은 마음먹은 대로 신체의 부분 부분에 부를 수 있다. 정신적 접촉(mental contact)을 통한 부분 진동은 신체의 모든 부위, 심지어 발가락 끝이나 눈꺼풀에까지 유도할 수 있다. 뇌에 부르면 뇌를 마치 밀가루 반죽처럼 주물럭거리는 일도 가능하다. 이른바 불수의근(不隨意筋)조차 움직일 수 있는 것이다.

8) 전신 진동 유도하기

전신 진동은 진동요법의 압권으로, 온몸으로 진동을 느끼는 것이다. 방법은 온몸을 풀어헤쳐 동시다발적으로 진동을 유도하면 된다. 수면 전 단계와도 같은 비몽사몽간에 전신에 마음의 그물을 던져 잡아당기면 진동이 올라오는 법이다.

이러한 전신 진동은 머리부터 발끝까지 시냇물처럼 잔잔히 흐르기도 하고, 신체 부위 여기저기로 순간순간 옮겨 다니며 작동하기도 한다. 그럴 때 굉장한 환희심이 몸을 휘감기도 한다.

온몸의 세포와 뼛속 구석구석까지 찜질하듯이 전신 진동이 발현되기도 한다. 전신을 보자기로 둘둘 말아버리는 것과도 같

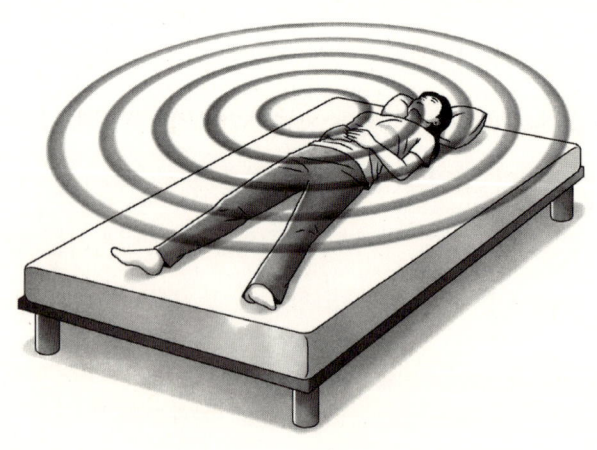

은 대단한 진동이 달려드는 때도 있다. 30분이든 한 시간이든 이러한 진동에 영육을 내맡기고 있다 보면 어떤 묵직한 덩어리가 몸 한쪽에 걸려 있는 것을 깨닫기도 한다. 그러면 진동의 힘으로 그 덩어리를 밀어내고 기지개를 켠다. 탁기가 밀려난 자리에 좋은 에너지가 들어차면서 육체 상태가 급격히 향상된다는 말이다.

이는 마치 노후화된 자동차를 자동차정비소에 집어넣어 대폭 수리한 뒤 꺼내는 것과 유사하다. 한바탕 수리한 자동차는 애초의 새것만은 못하겠지만, 그와 유사한 성능을 회복하게 된다.

전신 진동은 신체를 한바탕 해체해 사기(邪氣)와 부조화, 병증 등을 왕창 떨쳐내는 과정이다. 다시 말해 지치고 병든 몸 전체에 황홀하게 에너지 샤워를 하는 것이다. 좋은 에너지, 평화의 에너지, 고주파 에너지로 샤워를 한 뒤 현실로 돌아오면 우리 몸은 어느덧 깃털처럼 가벼워져 있고 힘이 불끈불끈 솟게 된다.

10
진동을 부를 때 갖춰야 할 정신 자세

●

　진동을 부를 때 정신 자세는 당연히 평소와 달라야 한다. 현실 세계에 대해서는 용감하게 마음으로 차단막을 형성하고, 홀연 내면세계로 여행을 떠나야 한다.

　진동의 세계와 접촉하는 것을 명상이나 깊은 휴식에 드는 것과 비슷한 것으로 착각하기 쉽다. 휴식과 명상, 진동은 각기 성질이 다르다. 휴식이 단순한 이완 방법이라면 명상은 다소 적극적인 이완 방식이다. 이와 달리 진동은 매우 적극적인 이완 방식이다.

　진동 체험은 일종의 4차원 세계 경험이다. 각자가 이를 실제로 체험하기 전에는 그 특징을 알 도리가 없다. 비(非)물질 세계에서의 현상이므로 눈앞에서 꺼내 보여줄 수도 없다.

그러나 머리와 가슴, 복부를 거쳐 사지까지 밀밀하게 일어나는 그 야릇한 파동을 체험하고 나면 이 세상은 완전히 달리 보인다. 이러한 독특한 체험을 짜릿하게 하기 위해서는 진동 직전에 다음과 같은 마음 자세를 확고히 가져야 한다.

- 질병을 고쳐야겠다는 절실한 마음
- 순수한 믿음
- 집중력
- 현실을 놓아버릴 수 있는 용맹성
- 비물질, 에너지 세계의 존재에 대한 인정
- 계산적이지 않은 단순성
- 지식이 아닌 지혜로운 마음가짐

11
진동의 유형

●

　진동은 사람에 따라 각기 다른 양태로 나타난다. 같은 부위에 오는 진동이더라도 그 사람의 건강 상태나 기분에 따라 가볍게 오기도 하고 묵중하게 발현되기도 한다. 아주 행복한 느낌의 여린 파동으로 다가오는가 하면, 적진을 공격하듯 거세게 밀어닥치기도 한다. 그러나 크게는 다음처럼 가벼운 경우와 묵중한 경우로 구분할 수 있다.

1) 가벼운 경우
　이 경우는 주로 처음 진동을 유도할 때 다가오는 느낌이다.

시작 단계에서는 가볍게 찾아드는 경우가 많다. 육체가 아주 쾌적할 때도 이렇게 다가온다. 있는 듯 없는 듯 다가서는 가녀린 느낌이다.

- 실지렁이가 지나가는 것 같음
- 날벌레가 기어가는 것 같음
- 간질간질한 느낌
- 가벼운 전류가 흐르는 기분
- 세포들이 살며시 깨어나는 듯함

2) 묵중한 경우

이 경우는 진동이 본궤도에 올랐을 때 느껴지는 현상이다. 처음엔 수련자가 유도하지만 일정 수준을 넘어서면 진동 자체가 본인의 의지와 별 상관없이 강하게 작동한다. 이것이야말로 진동의 매력이며, 치유의 기적이 일어나는 순간이다.

- 휴대전화가 울릴 때와도 같은 진동
- 정수리부터 몸통을 거쳐 발끝까지 잔잔한 파동이 시냇물처럼 흐르는 느낌

- 큰 덩어리로 다가오는 심한 압박감
- 뱃가죽이 출렁거리는 정도의 파동
- 전신이, 혹은 팔다리가 주체하지 못할 정도로 흔들리거나 뒤틀림
- 온몸의 세포가 일제히 환호작약하는 듯한 환희심
- 신체의 일정 부위에 장침을 무수히 꽂은 것 같은 느낌
- 뇌가 밀가루 반죽처럼 주물럭거려지는 느낌
- 심장 이외의 부위가 심장이 뛸 때처럼 펄떡거리는 느낌
- 뜨거운 기운이 배를 거쳐 자궁으로 빠져나가는 느낌
- 다리가 고무풍선 부풀어 오르듯 빵빵해지는 기분

12
진동이 잘 나타나지 않을 때 대처법

●

1) 진동이 잘 유도되지 않을 때

진동이 잘 시작되지 않는 것은 우선 집중력 부족과 관련이 많다. 얼마나 정성껏 집중해 부르느냐가 진동의 여부와 강약을 결정한다.

따라서 우선 마음 내려놓기와 몸 내려놓기에 모든 정성을 기울여야 한다. 그런 다음 귀한 손님을 지성으로 맞이하듯 초빙하면 된다. 혹은 마음의 그물망으로 귀한 생명체들을 잡아들이듯 거둬들인다. 이것이 진동을 부르는 기초이자 핵심 사항이다.

사람에 따라 운동 부족 등으로 기혈의 흐름이 너무 막혀 있는 경우가 있다. 이럴 때는 진동 유도에 방해를 받기 쉬우므로 가벼운 운동 등을 통해 몸을 풀어준 다음 진동을 유도하면 좋다. 포도주 몇 잔을 마시거나 사우나 등으로 몸을 풀어준 다음 진동을 유도하는 것도 효과를 높이는 방편이다.

또 당초에 진동이 잘 걸리지 않는 체질이 있다. 오장육부의 유전자가 건강하고 다른 질병도 없는 이들이 통상 그렇다. 이는 신체가 건강하고 조화로워 우주의 진동 에너지를 받아들일 필요가 없다는 반응이다. 그러나 그런 이도 진동을 체험할 수 있다. 그때는 아주 곱디곱게 다가온다. 건강한 이가 진동을 생활화하면 100세는 거뜬히 넘길 수 있다.

2) 진동이 약해지는 경우

진동이 약해지는 경우는 여러 가지다.

첫째, 진동 중 다른 생각을 할 경우다. 이럴 때는 다시 마음을 내려놓고 본래의 무념(無念) 상태로 얼른 되돌아가야 한다.

둘째, 진동 중 억지를 부릴 때이다. 억지를 부린다는 것은 교감신경을 자극하는 것이다. 당연히 진동이 약화될 수밖에 없다. 진동은 억지로 추구하면 달아나는 속성이 있다.

그러므로 이때는 진동을 방임한다는 마음으로 다소 간격을 둔다. 그러면 진동은 몸 주인의 간섭에서 벗어나 초원의 망아지처럼 다시 자유롭게 꿈틀거린다.

진동은 자율적인 현상이므로 인간의 욕심 개입은 금물이다. 당사자는 그렇지 않다고 생각할지 몰라도 진동을 키워 효과를 극대화하려는 인간의 억지와 이기심이 일을 그르치는 경우가 많다. 순수한 마음으로 돌아가 진동과 자신의 육체를 상호 간에 객관화해야 한다.

셋째, 주위의 소음 등 방해가 따를 때이다. 이 경우는 원인을 제거하거나 피해서 다시 진동을 유도한다. 그러나 원인이 존재하더라도 강한 의념으로 현실 세계의 현상들을 지워버리면 상당 부분 진동을 그대로 유지할 수 있다.

3) 진동이 이유 없이 중단된 경우

침대나 소파에 누워서 진동을 하다 보면 홀연 중단되는 경우를 종종 경험하게 된다. 진동을 통해 육체의 건강이 일정 부분 호전됐을 때 이처럼 중단되곤 한다. 진동이 스스로 역할이 다했음을 알고 사라지는 것이다.

이럴 때는 자세를 바꿔 본다. 가령 왼쪽으로 누워 진동을 느끼다가 중단되면 오른쪽으로 돌아누워 다시 유도한다. 그러면 금세 다시 진동이 발현되는 수가 있다. 자세가 바뀐 상태에서 다시 잠깐 생겨난 신체 부조화를 해소하기 위함이다.

모로 누워 있다가 중단되면 천장을 보고 반듯하게 누우면 해결된다. 반듯하게 누워서 진행하다가 중단되면 모로 돌아눕는다. 자세 변화는 진동을 다시 유도하는 데 꽤 효과적이다.

13
진동요법을 실행하기 적합한 장소

●

1) 버스 정류장

    기다리는 버스가 잘 도착하지 않을 때 진동을 친구 삼아 놀면 제격이다. 훈련만 잘되면 길가에 선 채로도 얼마든지 진동을 부를 수 있다. 필자는 심장이나 등판 쪽으로 잘 부른다.

    잠잠하던 심장이 두근두근하며 파동이 도착한 것을 알린다. 심장의 파동은 양팔과 양다리로도 확산된다. 등판의 파동도 마찬가지다. 심장의 파동과 느낌이 다소 상이하지만 역시 몸 위아래로 물안개처럼 번져나간다.

    이렇게 파동과 함께 혼자만의 황홀감을 느끼고 있노라면 기다리던 버스가 금세 눈앞에 와 멈춘다. 현실에서 10여 분이나 흘렀지만, 진동을 향유하느라 시간 흐른 것도 눈치채지 못한다. 버스가 빨리 안 온다며 지루해 할 이유가 없다.

2) 지하철

지하철 대기실이나 전동차는 좋은 기 수련 장소다. 출퇴근 시간을 전동차 안에서 그냥 허비할 필요가 없다. 전동차의 흔들림에 몸을 맡긴 채 기나 진동의 유희에 빠진다. 흔들림이 '귀한 손님'의 초빙을 다소 방해하지만 수련의 수준이 향상되면 그런 방해도 대수롭지 않게 넘어갈 수 있다.

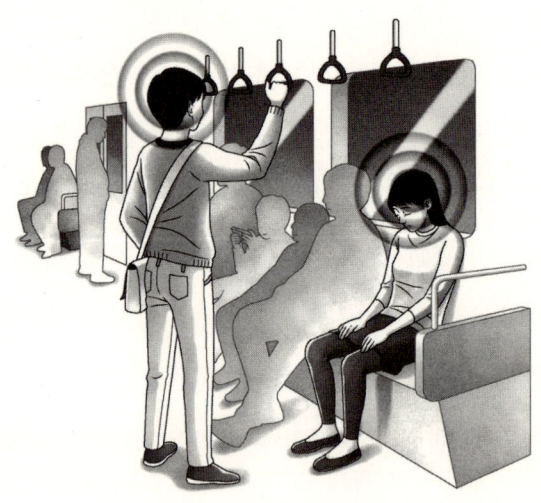

전동차 안에 사람이 많아 서서 가야 할 때는 손잡이를 잡고 뇌 진동을 한다. 뇌는 몸통과 다리가 잘 받쳐 주므로 전동차 흔들림의 영향을 거의 안 받는다. 따라서 뇌만의 진동을 하기에는 별다른 어려움이 없다. 이때 심장이나 등판, 어깨 진동을 하는 것 역시 그다지 어렵지 않다.

3) 길거리, 공원

길거리에서 보행 중에 하기 쉬운 것은 역시 뇌 진동이다. 전동차에서처럼 머리는 따로 놀 수 있으므로 얼마든지 기 초빙이나 진동 유도가 가능하다.

공원에서 한두 시간 산책하거나 빠르게 걷기 운동을 하며 진동을 병행하면 일석이조의 효과를 거둘 수 있다. 외적 훈련과 내적 훈련을 동시에 할 수 있으니 건강을 두 배로 증진할 수 있는 것이다. 현실적으로 이보다 뛰어난 운동 효과를 얻을 방법은 없다.

4) 등산

등산 중에도 여러 가지 진동을 할 수 있다. 등산을 하는 몇 시간 동안 뇌 진동과 어깨, 목 부위의 진동을 적절히 병행하면 산을 오르거나 내려가는 걸음걸이가 한결 수월해진다.

도중에 숨이 차오르면 산길의 의자나 풀숲에 앉아 호흡을 가다듬는다. 이때가 진동을 부르기 적합한 시간이다. 심장의 헐떡거림이 가라앉는 것을 느끼며 이를 그대로 진동으로 전환한다. 그러면 진동이 자연스럽게 유도되는 것을 경험할 수 있다. 진동이 평소보다 오히려 더 잘 걸릴 수도 있다.

등산 도중 풀숲에 누워 전신 진동을 부르면 강도 높은 운동으로 인한 피로가 싹 풀린다. 몸 안팎의 훈련, 음양의 운동을 병행할 수 있는 기쁜 시간이다.

5) 거실

거실에 앉거나 누워 텔레비전을 볼 때도 진동을 부르기 좋은 시간대이다. 드라마를 보거나 뉴스를 시청할 때 시선은 텔레비전 화면을 향하더라도 의식의 일부를 자신의 내면으로 돌려 진동을 부르면 된다. 텔레비전 소리를 귓바퀴로 가볍게 건져 올리거나 화면을 시선으로 즐기면서도 진동을 병행할 수 있다. 초보자는 어렵지만 수련이 웬만한 경지에 오르면 얼마든지 이 같은 동작이 가능하다.

6) 침대

침대는 기 수련이나 자율적 진동을 위한 최적의 공간이다. 잠들기 전 뇌파를 최대한 떨어뜨린 상태에서 진동을 부르고, 몸 어딘가에 도착한 귀한 손님을 이리저리 몰고 다니면 된다. 온몸에 진동을 부르면 이루 형언할 수 없는 황홀감과 환희심이 다가온다. 잠을 두세 시간만 자고도 이튿날 거뜬하다.

새벽에 잠에서 깨어났을 때도 진동을 부르기에 적합한 순간이다. 뇌파가 충분히 내려가 있고 몸이 잘 이완돼 있어 진동을 위한 준비가 저절로 갖춰진 것과 같다. 따라서 이때는 마음으로 살며시 발동만 걸어도 진동이 쉽게 따라온다.

밤새 침대에서 뒤척이는 순간도 진동을 부르기에 적합하다. 비몽사몽간에 생각의 스위치를 바꾸면 그대로 진동이 다가온다. 손님을 부르기에 최적의 순간이며, 효과도 극대화된다.

주말은 작심하고 오전 내내 진동의 물결에 젖어 본다. 네댓 시간 동안 몸 이곳저곳을 파동에 촉촉이 젖게 한 뒤 현실로 돌아왔는데도 시간이 그렇게 많이 흐른 것을 모른다.

진동의 세계와 합일하면 결국 시간이란 것은, 유한한 육체를 가진 인간의 관념에 불과한 것임을 깨닫게 된다. 과거와 미래가 따로 없다. 파동에 촉촉이 젖는 순간순간이 있을 뿐이다. 그야말로 불생불멸(不生不滅)이요, 무시무종(無始無終)이다.

7) 사무실

일하는 틈틈이도 진동을 부르는 재미를 향유할 수 있다. 잠깐잠깐 쉬는 사이에 귀한 그 손님을 불러 파동에 젖어들면 된다.

진동은 지진처럼 여진이 따르는 경향이 있다. 새벽녘 침대에서 진동을 불러 황홀감을 맛본 뒤 출근해 책상에 앉아 있으면 여진이 뒤따라온다. 여기서 의식을 조금만 더 내려놓으면 여진은 세어진다. 일과 진동을 병행할 수 있는 좋은 방법이다.

일하면서 하루 종일 진동의 유희를 즐기는 것도 가능하다. 결코 일 따로, 수련 따로 하는 게 아니다. 머리(백회)로부터 몸통을 거쳐 다리, 발바닥까지 진동이 시냇물처럼 잔잔히 흐르게 할 수 있다. 그런 날은 환희심으로 충만한 하루다.

14
주의할 점

　●

　진동은 매우 효율적인 건강 수단이지만 이를 유도하다가 자칫 오류를 범하는 경우도 있다. 진동은 모든 것을 놔버릴 때 제대로 발현됨을 알면서도 어느 땐 자신도 모르게 무언가에 집착하는 것이다.
　이를테면 불편한 부위에 진동을 유발하기 위해 정성을 모으고 있는데 어느새 정성이 집착으로 변질해 있는 것이다. 이는 진동을 부르기는커녕 쫓아내는 결과를 가져온다. 진동이 도착할 자리에 되레 스트레스를 갖다 붙이는 꼴이다. 진동의 부드러움이 막힌 것을 뚫는 듯한 신선한 느낌으로 오지 않고, 무언가가 답답하게 뭉치는 듯한 개운치 않은 감각으로 다가온다.

그럴 때는 얼른 방법을 바꿔야 한다. 막히고 답답해지는 부위에 정성스레 진동을 초빙하는 자세를 견지하되, 억지스러움을 떨쳐내고 방임해야 하는 것이다. 진동이란 귀한 손님은 억지를 부리면 달아나는 속성이 있다. 온전한 몰입 속에서 지극정성으로 부르되, 어느 순간 그러한 초빙이 집착으로 연결되지 않도록 스르륵 놔버려야 하는 것이다.

이는 말장난 같지만 사실 매우 중요한 대목이다. 진동 유도에 실패하는 이들 가운데 상당수가 이 같은 모순에 빠지곤 한다. 진동을 맞이하기 위해선 몰입 속에 방임하는 자세가 중요하다. 어려울 것 같지만 습관화하면 쉬워진다.

물질은 집착하면 더 얻을 수 있지만 비물질 에너지 현상인 진동은 집착하면 얻을 수 없다. 고요한 호수 위로 유도하는 듯하다가 다음 순간 방임하는 것이 현명한 방법이다. 그럴 때 진동은 점점 더 묵직하게 밀려와 치유 기능을 유감없이 수행한다.

15
기도와 진동

●

종교인의 신앙심과 진동요법을 할 때 마음 자세 사이에는 유사성이 있다.

기독교도들 가운데 성령을 체험했다고 고백하는 이들이 많다. 밤을 새워 진행하는 부흥회에서, 혹은 금식 기도원에서 성령이 강림해 기적이 일어났다며 기뻐하는 이들이 적지 않다. 위암 환자가 깊은 기도 끝에 검붉은 핏덩이를 토해 내고 나은 사례가 있는가 하면, 역시 기도의 힘으로 중증 당뇨나 간염 수치를 정상으로 돌려놓은 사례도 있다. 곶감처럼 딱딱해진 유방암이 흐물흐물 녹아 사라진 경우도 있다. 이 모든 기적을 하나님의 은총 덕으로 돌린다.

　내가 아는 한 청년 기독교도는 축구를 하다가 허벅지를 심하게 다쳤다. 축구광이었던 그는 그 사건으로 장애인이 될까 봐 내심 무척이나 걱정했다. 병원 치료를 받았는데도 잘 낫지 않았다. 그런데 어느 주일날 교회에서 깊은 기도를 하다가 다친 허벅지 안쪽으로 뜨거운 기운이 훅 지나가는 것을 느꼈다. 그 일이 있고 나서는 잘 걷지도 못하던 다리가 멀쩡하게 나았다는 것이다. 그는 그 일이 있고 나서 축구광이 아니라 교회광이 되어 버렸다.

　석가모니불이나 관세음보살을 염하는 이들에게서도 기적은 일어난다. 극심한 요통으로 누군가에게 업혀 절에 들어왔던 신자가 지극한 정성으로 여러 날 관세음보살을 염하다가 벌떡 일어나 걸어서 나간 예도 있다. 관절염이나 신경통이 말끔히 사라진 사례, 어깨 통증으로 안 올라가던 팔이 번쩍 올라간 사례, 암의 공포에서 벗어난 경우 등 치유 기적은 많다.

　그들은 그러한 기적이 모두 하나님의 사랑이나 부처님의 가피 덕분이라고 여긴다. 하지만 그 내면에는 진동의 작용이 있었음을 이해해야 한다. 그들은 진동과 기도는 별개의 영역이라고 생각하는 경향이 있는데, 내가 판단하기에 이 둘은 영역이 유사하다. 다만 종교인은 진동을 염두에 두지 않고 내면세계로 들어갔다가 치유 기적을 체험하고는 상황을 종료하는 탓에 진동이 곧 치유 에너지라는 사실을 잘 깨닫지 못할 뿐이다.

실제로 나의 한 지인은 신실한 불교 신자인데 깊은 참선 도중 엄청난 환희심을 느끼기도 하고, 때때로 앉은 자리에서 엉덩이가 들썩거리는 경험을 하기도 한다. 그런 생활을 지속하다 보니 마음이 평안하고 아픈 데가 한 군데도 없어졌다며 자랑한다. 결국, 진동의 작용이 조화로움을 부여해 건강한 신체로 가꿔 준 것인데, 그는 부처님의 가피 덕분으로만 여기고 있는 것이다.

어느 날 한 교회 장로가 내게 건강 상담을 요청했다. 환갑을 갓 넘긴 사람인데 최근 발기가 잘 안 돼 고민이란 얘기였다. 그에게 진동요법을 가르쳐 주고 집에 돌아가 직접 실천해 볼 것을 권했다. 이튿날 그에게서 전화가 걸려 왔다. 간밤에 진동이 터졌다는 것이다. 진동이 한바탕 지나가고 나니 그 전에 맥을 못 추던 페니스가 단단하게 세워지더란 얘기였다. 그 후 부인은 어디서 이상한 걸 배워 와서 매일 성가시게 구느냐며 그를 뿌리치느라 애먹는 나날을 보내야 했다.

이 장로는 기도를 깊이 할 줄은 알았지만 이를 진동으로 변환하는 방법은 몰랐던 것으로 볼 수밖에 없다. 다행히 그는 평소 기도 습관으로 준비가 충분히 되어 있었던 터라 진동을 아주 쉽게 운용할 수 있었다. 이를 보더라도 진동과 기도는 상당한 관련성이 있음을 알 수 있다.

내게서 진동요법을 배운 어느 기독교 여신도는 주기도문을 외우다가 마음속으로 '진동'을 부른다. 그러면 진동이 독실한 신앙심을 타고 온몸으로 잔잔하게 퍼져 나간다는 것이다. 그 덕분에 최적의 건강을 유지하고 있다며 내게 고마움을 전했다.

석가모니는 생전에 보리수 아래서 설법을 마치고 나면 오른쪽으로 비스듬히 누워 선정(禪定)에 들어가곤 했다. 삼매(三昧)에 든 그의 얼굴에는 잔잔한 미소가 번졌다. 아마도 진동 에너지가 하늘하늘 그를 감싼 순간이었을 것이다. 이래저래 진동과 종교는 뗄 수 없는 관계다.

그러나 굳이 종교와 관련짓지 않더라도 적절한 내면세계로 몰입만 하면 치유 효과는 얼마든지 달성할 수 있다. 그것이 진동요법의 매력이다. 자연스러운 방법으로 대뇌피질을 안정시키고 뇌의 깊숙한 부분을 활성화하면 누구에게든 치유의 기적이 일어난다.

16
자율적 진동, 타율 진동, 기계적 진동

진동요법에는 3가지가 있다.

첫째는 지금까지 설명해 온 것으로 내 몸에서 자발적, 자율적으로 일어나는 진동을 통해 치유 효과를 거두는 방법이다.

둘째는 남이 내 몸에 진동을 부여해 치료를 돕는 타율적 진동이다.

셋째는 진동 기계를 사용해 그 기계가 일으키는 파동을 내 몸에 받아들임으로써 치료 효과를 도모하는 기계적 방식이다.

기계적 진동요법은 자율적 진동요법과 큰 차이를 보인다. 전자는 아무래도 기계의 진동을 받아들이는 방법이므로 부자연스러운 측면이 있고, 부작용도 따를 수 있다. 반면 후자는 자생적인, 매우 조화로운 파동으로 신기(神技)에 가깝게 치료하는 것이므로 부작용이 거의 없다고 해도 과언이 아니다.

물론 자율적 진동은 일정 수준의 마음 수련을 해야 하므로 이에 관해 준비가 돼 있지 않은 이들은 달성하기 어렵다. 이와 달리 기계적 진동은 관련 도구나 기계만 준비돼 있으면 간단히 받아들일 수 있는 장점이 있다.

기계적 진동은 기계의 진동판 위에 앉거나, 서거나, 신체 일부를 올려놓음으로써 느낄 수 있다. 사람들은 사전에 자신의 건강을 증진할 수 있는 진동의 방향과 강도, 빈도, 진폭 등을 맞춰 놓고 진동 기계에 몸을 맡긴다.

기계는 상황에 따라 여린 파동을 부여하기도 하고, 굉장히 강한 진동으로 전신을 흔들어 놓기도 한다. 강도가 셀 때는 내장도 매우 심하게 꿈틀거린다.

어떤 기계는 수직적 진동만 부여하는가 하면 다른 기계는 상하, 전후, 혹은 측면 진동을 부여하기도 한다. 또 종아리나 허벅지 등 신체의 일부에만 진동을 부여해 치료 효과를 도모하는 경우도 있다.

이러한 기계적 진동은 골밀도 향상, 근육량 증대, 혈액순환 개선, 관절 통증 완화, 요통 경감, 신진대사 증진 등의 효과를 가져다주는 것으로 보고되고 있다.

하지만 다분히 부자연스럽고, 어느 경우 환자에게 맞지 않는 진동 부여로 충격을 주는 부작용도 따른다. 진동이 너무 셀 때는 허리를 심하게 다칠 수도 있다. 서양의학에서는 당뇨 환자나 혈전 용해제를 복용하는 환자의 경우 기계적 진동 치료를 피할 것을 권하고 있다.

나는 기왕이면 자율적 진동을 통해 병을 치료할 것을 권하고자 한다. 돈 한 푼 들이지 않고 의념으로 대뇌피질과 간뇌, 뇌간의 강약을 조절하면 현대 의학이 봉착한 수많은 난치병, 불치병을 다스릴 수 있으니 이보다 더 훌륭한 방법이 또 있을 리 없다.

문제는 마음 수련을 통해 이를 실제로 달성하는 것이다. 사람에 따라서 오랜 시간에 걸쳐 달성하기도 하지만, 알고 나면 아무것도 아닌 방법임을 깨닫게 된다. 자율적 진동요법을 실천하느냐, 못 하느냐는 종이 한 장 차이에 불과하다.

자율적 진동과 반대되는 것이 타율 진동이다. 이는 진동 유발 능력이 탁월한 타인이 내 몸에 진동을 불어넣어 주는 것이다. 종교인 가운데 이 분야에 탁월한 능력을 지닌 이들이 더러 있다. 그러나 이는 그 사람이 없으면 불가능하기 때문에 역시 한계가 있다.

내가 아는 어느 환자는 타율 진동 능력을 가진 목사의 안수기도 덕분에 루게릭병을 호전시켰다. 그런데 몇 년 후 그 목사를 만날 수 없게 되면서 병세가 다시 악화되고 말았다. 결국은 스스로 진동을 일으키는 자율적 진동이라야 내 몸의 악마인 질병을 확실히 잡을 수 있는 것이다.

17
난치병에 대처하는 법

●

1) 천식

천식은 고약한 질병이라 현대 의학이나 한의학 모두 명쾌한 해답을 제시하지 못하고 있다. 집먼지진드기 같은 환경적인 원인 등 이유가 다양하지만 유전적으로 물려받은 경우도 많다.

과거에는 천식에 걸리면 용각산 같은 가루약을 먹는 이들이 많았다. 기침이 심하거나 가슴에서 쌕쌕 소리가 올라올 때마다 하얀 용각산을 작은 숟가락으로 떠서 입에 털어 넣으며 이맛살을 찌푸리곤 했다. 요즘은 기도를 넓히려고 스테로이드 흡입제를 코에 칙칙 뿌리곤 한다.

심지어 용하다는 침구사를 찾아가 장침을 맞기도 한다. '천돌'이라 부르는, 목 아래 부위와 등판에 장침을 꽂는데, 이 경우 통증을 꽤 참아 내야 한다.

그런데 진동요법은 장침 이상의 약효를 가져오면서 전혀 아프지 않다는 점이 특징이다.

목에서 쌕쌕 소리가 나며 가래가 끓고 숨이 차오르면 정신을 집중하고 폐 쪽으로 진동을 부른다. 그러면 어떤 기운이 폐를 가로질러 묵직하게 흘러가는 것을 느낄 수 있다. 몇 차례 같은 동작을 반복하면, 그것만으로도 기침이 완화되는 것을 경험할 수 있다.

그러나 천식을 뿌리 뽑기 위해선 더 많은 노력을 기울여야 한다. 본래 천식의 뿌리는 척수 등 몸 일정 부위의 냉기에 가닿는 경우가 많다. 따라서 이러한 냉기 부위에 진동을 부여해서 언 땅을 녹이는 것과 같은 효과를 도모하는 게 중요하다. 진동을 통해 냉기의 뿌리를 제거하면 천식은 물러간다.

즉, 얼음장 부위에 엷은 파동이 잠자리 날개처럼 파르르 떨리게 하거나 묵직한 진동이 그 부위를 잡아 돌리게 하면 된다. 그러면 용각산을 먹거나 장침을 맞는 고통을 겪을 필요가 없다.

2) 비염

비염은 천식과 동일 계열의 질환이며, 골치 아프기로는 천식 못잖다. 자는 동안 콧물이 줄줄 흘러 급하게 화장지를 찾는 일도 있다. 감기가 아닌데 기침과 콧물이 늘 따라다녀 주위 사람들로부터 눈총을 받기도 한다.

더 큰 문제는 이 질병 역시 현대 의학에서 근본 치료법이 없다는 사실이다. 알레르기성 비염의 경우 천식, 아토피와 더불어 깨끗한 환경의 도시인에게 많이 발생한다. 농촌의 지저분한 환경에서 자란 아이는 세균에 많이 노출된 덕분에 면역력이 생겨 이 같은 질환 발생이 적다는 가설도 있다. 아무튼 병원 치료를 받아도 반복적으로 증상이 나타나 환자를 아주 애먹인다.

비염인 경우에는 코안에 있는 비강 부위에 기를 발생시켜 한동안 온양하면 치료에 도움이 된다. 이 방법을 쓰면 막힌 코가 뻥 뚫리기도 한다. 그러나 더 근원적으로, 즉 비염을 일으키는 신체의 부조화를 찾아내 해소해야 한다.

비염은 폐에 원인이 있을 가능성이 가장 크고 중추신경 일부가 고장을 일으켜 발생할 수도 있다. 스트레스나 피로 누적 등으로 인한 체내 만성 염증도 폐 기능을 악화시켜 만성 비염을 부른다. 원인이 다양하지만 아무튼 총체적 대응에 나서야 한다.

방법은 비강, 폐, 척수, 몸의 냉증, 기혈이 막힌 부위 등으로 두루두루 기와 파동을 몰고 다니는 것이다. 진동이 질병의 원인을 밀어낼 때라야 비염이 멈춘다. 고도의 방법인 것 같지만 자율적으로 작동하는 진동의 이치를 터득해 적용하면 아무것도 아닌 치료법이다.

3) 냉증

온혈동물인 인간에게 냉증이 있다는 것은 몸의 조화로움과 항상성이 깨져 버렸다는 뜻이다. 아기의 몸은 후끈후끈 불덩이다. 그러나 사자(死者)는 심장의 작동이 멈춰서 열기가 소실되며, 몸도 식어 버리고 만다.

냉증은 우리 몸을 차가운 시신 상태로 한 발짝 다가서게 하는 질환이다. 어깨, 등판, 무릎, 허벅지, 종아리, 머리 등 신체 곳곳에서 발생한다. 따라서 냉증이 있는 사람은 따뜻한 구들장이나 찜질 도구를 늘 가까이하는 게 좋다. 적당한 사우나나 반신욕, 유산소 운동을 통한 혈액순환 촉진도 권장할 만한 방법이다.

진동요법을 할 때는 냉증 부위에 진동을 유발해 한동안 지니고 있기를 반복한다. 냉증의 범위가 넓으면 넓은 부위 전체에 진동과 기를 유도한다. 사랑스러운 손길로 어려운 부분을 어루만지듯 지극정성을 다하면 진동에 밀려 차가운 기운이 빠져나가는 것을 느끼게 된다. 이는 마치 꽁꽁 얼었던 땅이 봄바람과 햇살에 풀리는 것과 같다.

냉기가 빠져나가면 다소 아린 증상이 끝에 남는다. 그전에 겪어 보지 못한, 이상하고 애매한 느낌이다. 이는 한약을 먹었을 때 나타나는 명현 반응과 유사하다. 그런 느낌도 시간이 다소 흐르면 사라져 상쾌하고 따스한 상태가 된다.

나이 들면서 무릎, 등판, 어깨 등이 시린 증세가 나타나는 이들이 많다. 선천적으로 수족이 냉한 이들도 있다. 심장 기능이 약해 혈액을 몸의 가장 먼 곳(손, 발)까지 원활하게 보내지 못하기 때문이다. 뇌하수체 등 호르몬을 관장하는 부위가 손상돼 이런 일이 발생하기도 한다. 이런 이들은 심장이나 뇌 속 깊숙한 곳, 척추 등에 진동을 함께 유발하면 좋다.

더 근원적인 치유법은 전신 진동을 생활화하는 것이다. 온몸을 관(觀)하여 동시다발적으로 진동을 발생시키면 병원에서 묘

책이 없던 냉증도 결국은 빠져나간다.

4) 고혈압 등 심혈관계 질환

　고혈압 치료에는 정확한 답이 없다. 의사들은 평생 약을 먹으라고 한다. 등산이나 걷기, 가벼운 조깅 등 유산소 운동도 혈압 강하에 도움이 된다. 음식을 싱겁게 먹는 것도 권장한다. 그러나 현대 의학에서는 근본적인 완치 방법이 아직 없다. 경구용 약이나 침, 쑥뜸 등으로 통제만 하고 있을 뿐이다.

　이 병은 그야말로 저승사자다. 혈압이 오르면 어질어질하고 뒷목이 당기는 게 마치 저승사자가 갈 길을 재촉하는 기분이다. 몹시 불쾌하다.

　어지럼증이 심하면 구토가 일거나 침대에서 굴러떨어지기도 한다. 더 심해지면 뇌졸중이나 심근경색으로 이어져 반신불수가 되거나 돌연사하기도 한다.

　진동의 세계에서는 고혈압의 완치가 가능하다. 고혈압뿐만 아니라 이와 동일 계열인 뇌졸중, 심근경색, 협심증, 부정맥, 저혈압, 콜레스테롤, 동맥경화, 고지혈증 등이 예방 또는 치유된다. 이들을 총칭해 심혈관계 질환이라 한다.

고혈압 등 심혈관계 질환은 심장 기능 저하가 근본 원인이다. 펌프가 튼튼하면 물이 콸콸 솟지만 약하면 물이 잘 올라오지 않듯이 심장도 기능이 강한지 약한지가 심혈관계 질환의 유무를 상당 부분 결정한다.

선천적으로 심장이 튼튼하면 대개 이들 질환으로부터 자유롭다. 유전적으로 약한 심장을 갖고 나온 이들이 고생하게 되는데, 그렇더라도 방법은 있다.

온 정성을 모아 심장 부위에 진동을 발현시키면 된다. 진동의 강도가 세면 셀수록 효과가 더욱 확실하게 나타난다. 일정 수준을 넘어서면 그 시점부터는 진동이 스스로 격하게 몰아쳐 심장은 갓 잡아 올린 생선처럼 펄떡거린다. 그러면 심장에서부터 온몸으로 연결된 혈관들이 탱탱하고 유연해지는 것을 느낄 수 있다.

어깨 깊숙한 곳과 뒷목, 등, 그리고 백회 부위에 진동을 발생시키는 것도 효과적이다. 어깨 깊은 곳과 뒷목 및 등판은 심장 혈관 기능을 증진할 수 있는 경혈과 경락이 많이 몰려 있는 부분이다. 따라서 이곳에 진동을 집중할 필요가 있다.

또 솜 기둥 같은 기운을 백회로부터 뇌 안으로 들어오게 해서 진동을 일으키면 역시 치료에 상당한 도움이 된다. 본래 백회는 심혈관계 질환과 관련된, 가장 중요한 침·뜸자리다. 이곳에 침을 맞거나 뜸을 뜨면 묵직한 기운이 뇌 속으로 파고드는 것을 느낄 수 있다.

진동요법으로도 똑같은 결과를 가져올 수 있다. 오히려 진동은 효과가 더 크게 나타나기도 한다. 또 침이나 뜸처럼 아프지 않으며 매우 기분이 좋다. 아무 때, 아무 장소에서나 자유롭게 할 수 있다는 것도 장점이다. 평생 약을 먹어야 하는 불편에서 해방되는 첩경이다.

5) 발기부전

40세 이상의 한국인 중 '고개 숙인' 남자가 절반이라는 보고가 있다. 나이 들며 나타나는 발기부전은 남성의 자존심을 사정없이 뭉개 버린다.

발기부전은 혈액순환 장애가 원인인 경우가 많으므로 이럴 때는 원인 질환에 잘 대처하는 게 중요하다. 예를 들어 고혈압이나 당뇨, 고지혈증 등이 원인이라면 이들 질환을 잘 다스리는 게 먼저다. 그러면 자연스럽게 해결되는 경우가 많다.

그 밖으로는 진동요법을 이용한 항문 호흡이 있다. 항문에서 직장, 대장 방향으로 진동을 불러들여 온양하는 방법이다. 양쪽 콩팥 부위에 진동을 부여해 온양하는 것도 도움이 된다.

콩팥과 항문 주위는 정력 강화를 위한 침 자리다. 이곳에 장침을 맞으면 꽤 아프며, 경우에 따라 고환이 튕겨 나가듯 요동치기도 한다. 이 치료 과정을 거치면 남성이 불끈 솟는다.

진동의 온양으로도 남성은 불끈 솟을뿐더러 지속 시간도 매우 길어진다. 어떤 날은 페니스가 밤 내내 꼿꼿이 서 있어 이불이 거추장스러울 정도다. 침처럼 아프지 않은 것도 장점이다. 봄날 새싹이 일제히 돋아 올라와 약동하듯이 신장과 항문 주위 세포가 한꺼번에 환호작약하도록 만들면 정력은 꿈틀거릴 수밖에 없다. 비아그라나 뱀탕 따위 정력 식품을 찾아다닐 필요가 없다.

6) 이명

이명은 잠을 잘 못 자게 하므로 밤 내내 피로를 농축시킨다. 사람에 따라 풀벌레나 휘파람 소리처럼 들리거나, 파도 소리처럼 다가오기도 하는 등 각양각색이다.

이명은 기가 쇠해 나타나는 여러 질환 중 대표적인 증상이다. 한마디로 인체 에너지가 꼬이고 뒤엉켜 생겨난 부작용이다. 혼돈과 부조화의 산물로서 이처럼 인간을 약 올리는 것도 드물다.

현대 의학은 이명 치료에 관한 한 멍텅구리다. 그럴 수밖에 없는 것이 째고 꿰매서 고칠 수 있는 증상이 아닌 탓이다. 혼돈과 부조화의 자리에 조화의 에너지를 불어넣지 않고는 결코 치료할 수 없다. 그 첩경이 바로 기의 발생이요, 진동 부여다.

이명이란 저주파 에너지의 괴롭힘은 기와 진동이란 고주파 에너지의 전진 배치를 통해 물리쳐야 한다. 방법은 정신을 모아 귀 안쪽 깊숙한 곳에 진동을 일으키는 것이다. 더 좋은 방법은 온몸에 진동을 확산시켜 한동안 잔잔히 감돌게 하는 것이다.

특히 이명은 신장 기능 약화가 원인일 수도 있으므로 이 경우 신장 부위, 신장을 튼튼하게 하는 경혈이 모여 있는 복숭아뼈 부위, 발바닥 용천혈, 종아리 등에 기와 진동을 집중적으로 발생시키면 치료에 도움이 된다.

현대 의학에서는 이명 치료가 불가능하지만 진동의 세계에서는 아주 수월하다. 진동이 작동하기만 하면 증상은 몇십 분

만에 사라진다. 뿌리가 깊은 이명도 며칠간 귓속과 신체의 몇몇 개운치 않은 부위에 진동을 반복하면 어느 순간 스르륵 물러가니 신기할 따름이다.

7) 고질적인 편두통

오래된 편두통은 귀신의 장난처럼 가혹하다. 실제 일부 기공사나 무속인은 고질적인 편두통을 호소하는 사람에게 '귀신이 붙었다'고 말하기도 한다.

심지어 20~30년 묵은 편두통 환자도 있다. 두통 부위가 찢어져 나갈 것처럼 아프고, 실제 그 부위에 귀신이 달라붙어 사는 것만 같다.

그러나 의학적으로 볼 때 주로 관련 부위의 신경망이 고장 나 생겨나는 통증이다. 뇌 안의 혈액이 선순환하지 못하고 오랫동안 울체하여 염증이 커지면 신경망이 눌리거나 신경염이 발생해 통증이 따라다니게 된다. 따라서 신경망을 정상화하는 것이 편두통 치료의 핵심이다.

진동요법에서는 혈액의 선순환을 도와 신경망을 되살리는 것에 주안점을 둔다. 잔잔하거나 묵직한 진동이 일어나면 울체하여 있던 자리가 야금야금 풀리면서 피가 제대로 순환하기 시작한다. 그것만으로도 신경망은 상당 부분 고쳐진다.

현대 의학에서는 줄기세포를 이용하기 전에는 고장 난 신경망을 되살리기가 거의 불가능하다. 게다가 줄기세포를 이용한 치료가 정착하려면 아직 멀었다. 그러나 기를 불어넣어 온양하는 것만으로도 편두통 치료는 식은 죽 먹기다. 이는 망가진 신경망에서 신경 시냅스를 되살려 대체하는 방식이다. 기나 진동이야말로 시냅스를 만들어 내는 신의 손길이다.

아주 오래 묵은 편두통도 기와 진동 앞에서는 꼼짝 못 한다. 몸의 어느 부위에서 발생한 기나 진동을 편두통 부위로 정성껏 옮겨 작업해도 효과가 좋다. 마치 암탉이 알을 품듯이 따끈따끈하게 온양하고 또 온양하면 통증은 보란 듯이 자취를 감춘다. 귀신이 사라진 것과 같다.

8) 기억력 감퇴

나이 50세 전후해서 기억력이 오락가락하는 이들이 적지 않다. 뇌세포가 많이 파괴된 탓이다. 음주나 흡연, 약물 오남용, 스트레스 등이 주원인이다. 치매나 알츠하이머의 전조 증상이랄 수 있다. 이런 사람들은 대부분 술을 마시면 쉽게 필름이 끊긴다.

출근할 때 종종 휴대전화나 지갑, 교통카드 등을 놓고 나와 낭패를 당한다. 오랫동안 함께 근무한 동료 직원의 이름이 떠오르지 않아 당황하기도 한다. 심지어 아내 이름마저 깜박하는 경우도 발생한다. 회의를 진행하면서 사람 소개를 하다가 그 사람 이름이 생각나지 않아 망신을 당하는 경우도 있다.

망신은 이어 충격을 낳고, 기억력을 되찾기 위한 방법을 찾아 나서게 한다. 하지만 뾰족한 수가 없다. 뇌에 좋다는 견과류나 검정깨 등을 먹어 보거나 세계 여러 나라의 이름과 국기를 외워 보는 등 안간힘을 다 쓰지만 뚜렷한 효과가 안 나타난다.

이 경우 뇌 진동이야말로 가장 확실한 해답이다. 뇌 전체에 기를 부여해 온양하고, 이를 때때로 진동으로 바꾸면 심지어 뇌 전체가 밀가루 반죽 주무를 때처럼 주물럭거려진다.

뇌는 불수의근이다. 팔다리 근육과 달리 인간의 의지로 움직일 수 없는 부위인 것이다. 하지만 생각의 스위치를 바꾸면 얼마든지 주무를 수 있다. 처음엔 반응이 없다가도 정성에 정성을 더하면 정말 밀가루 반죽처럼 된다. 실제 이런 경험을 이야기하는 이들이 적지 않다.

　뇌를 주물럭거려 모세혈관의 혈액과 호르몬이 잘 순환하게 하면 뇌세포가 활발히 생성된다. 이는 당연한 이치다. 특히 정신을 맑게 유지하거나 집중할 수 있도록 하는 신경세포 그물이 많이 생겨난다. 기억력을 되찾는 방법으로 이보다 더 효과적이고 기발한 방법은 없다. 단순히 뇌 안에 묵직한 기 덩어리를 생성해 한동안 온양하는 것만으로도 효과는 극대화된다. 가히 신의 치료법이요, 하늘의 약이라 할 만하다.

9) 오십견 등 어깨 질환

　어깻죽지 안이 석고를 발라 놓은 것처럼 딱딱하게 굳어 팔을 잘 들어 올리지 못하는 이들이 있다. 석회화 건염 환자다. 어깨 관절을 둘러싼 관절막에 염증이 생겨 통증이 수반되기도 하는데, 이는 오십견이다. 어깨에 있는 네 개의 힘줄 중 일부가 늘어나거나 찢어지는 증세도 있다. 이른바 회전근개 질환이다.

　이들 질환 환자는 어깨나 등판 전체가 경색돼 늘 통증이 따라다닌다. 팔을 제대로 들어 올리지 못해 일상생활이 매우 불편하다. 침대에 누워서도 그 부위가 아파 잠을 잘 못 이루는 고통이 수반된다. 호르몬과 신경전달물질, 혈액 등을 원활히 돌게 하는 게 치료의 핵심이다.

침을 맞거나 뜸을 뜨거나 양약을 먹는 등 다양한 방법이 있으나 효과가 신통치 않은 경우가 많다. 이럴 때는 아예 침대에 누워 전신 진동을 시도해야 한다. 전신 진동이 아니라면 어깨와 등판 전체에 진동을 부여해 본다.

진동이 다가옴에 따라 통증 부위에 변화가 감지된다. 근육 깊숙한 지점에서부터 파르르 떨리는 증상이 올라오고 어느 때는 침으로 찌르는 듯한 반응도 수반된다. 일정 수준을 넘으면 본인의 의지와 상관없이 진동이나 직자(直刺) 반응이 매우 강하게 발현된다. 그야말로 자율 진동이다. 너무 강해 숨이 차오르기도 한다.

그러나 이것은 아주 기분 좋은 자극이다. 오십견을 고치려고 전통 침구사에게 금침이나 장침을 맞기도 하는데, 이때는 상당히 아프다. 반면 진동은 반응과 치료 효과가 전통 침보다 훨씬 뚜렷한데도 숨이 차기만 할 뿐 전혀 아프지 않다. 침으로 친다면 솜털처럼 부드러운, 신묘한 기(氣)의 침이다.

한바탕 진동만으로도 해묵은 오십견이 뿌리 뽑히고 석회화

된 이물질이 빠져나가니, 그 자리에서 팔이 훌쩍 올라간다. 그래서 본인과 주위 사람은 깜짝 놀랄 수밖에 없다. 이는 결코 허구가 아니며, 진동요법의 세계에서는 흔한 일이다.

10) 무릎 연골 마모

나이 든 이들 가운데 무릎 연골이 닳아 없어진 이들을 흔히 볼 수 있다. 연골이 없다 보니 다리의 탄력이 사라져 계단을 오르내리기도 버겁다.

심지어 아예 걷지 못하는 이들도 있다. 방바닥에 엉덩이와 다리를 붙인 채 질질 끌며 걸레질하는 여성도 볼 수 있다. 무릎 연골 마모의 비극이다.

현대 의학이 제시한 해결책은 인공 연골 이식이다. 이는 대수술이고 비용도 만만찮다. 인공 연골로 교체하면 걸을 수는 있으나 그렇다고 유연성이 과거 자신의 연골일 때만큼 발휘될 수는 없다. 그러나 기 치료와 진동 요법으로는 자신의 연골을 되찾을 수 있다.

방법은 마음을 다리 전체, 그중에서도 양쪽 무릎에 집중하는 것이다. 집중에 집중을 거듭하면 진동이 올라오거나 무릎 부위에 묵직한 기운이 걸린다. 정성을 더하면 더할수록 반응은 더 세게 다가온다. 무거운 느낌의 강도가 절정을 이룰 때는 숨이 차 헐떡거리기도 한다. 치료 효과가 극대화되는 시점이다.

이 방법이 작동되면 무릎 부위에 유익한 호르몬이 휙휙 감돌고 혈액도 충분히 공급된다. 혈액을 따라 영양이 공급되면 연골 세포가 재생되는 효과가 뒤따른다. 며칠만 이 방법을 되풀이하면 무릎 연골의 상당 부분이 되살아나 걷기에 불편함이 없어진다.

예수가 앉은뱅이를 일어나 걷게 한 신약성서의 기적은 현실에서도 가능하다. 엉덩이를 질질 끌며 걸레질을 해야 했던 여성이 진동요법으로 벌떡 일어나 걷게 된다면 이것이야말로 기적이 아니고 무엇이겠는가.

그러나 실제 경험하고 나면 정말 아무것도 아닌 방법임을 깨닫고 미소를 머금게 된다.

11) 관절 류머티즘

관절 류머티즘은 '관절의 암'이라 불리는 치명적인 병이다. 면역 세포 이상으로 신체 여러 부위의 관절에 염증이 생기고,

심지어 관절의 기형적인 변형까지 유발하는 자가 면역 질환이다.

아침에 잠자리에서 일어났을 때 주먹을 쥐기가 쉽지 않고, 관절에서 열이 나거나 양쪽 손목이 붓고 아프다면 이 증세를 의심해 봐야 한다. 관절이 한두 시간 뻣뻣하거나 붓고 아픈 증상이 6주 이상 지속하면 관절 류머티즘일 가능성이 크다.

증세가 심할 경우에는 바늘 뭉치가 몸을 휘젓고 다니듯이 아파 눈물을 삼켜야 한다. 몇 년간 이 증세에 시달리다 보면 손가락, 발가락이 뒤틀리고 울퉁불퉁해져 흉해 보인다. 삶의 질이 천식이나 고혈압, 뇌졸중, 암 환자보다도 낮을 정도로 육체를 사정없이 파괴하는 질환이다.

면역 세포의 이상을 정상으로 되돌리기까지 현대 의학이 할 수 있는 역할은 매우 제한적이다. 진동의 잔잔한 작용만이 이 문제를 무난하게 해결할 수 있다. 특히 진동은 혈액을 활발히 순환시키고 피를 맑게 해 염증의 대사산물과 어혈을 제거하는 데 효과적이다. 이를 통해 관절 류머티즘 증세를 완화하는 작용을 한다. 면역 체계 안정을 위해 휴식과 적절한 운동을 병행하면 효과가 더 높아진다. 휴식은 고도 명상 같은 적극적인 휴식이 좋다.

12) 섬유근통증후군

이 병은 머리에서 발끝까지 군데군데가 아픈 것이 특징이다. 아침엔 늑골이 아프다가 저녁엔 이마에 대못이 박힌 듯이 머리가 아프기도 하다. 온몸을 쿡쿡 찌르는 통증이 가라앉지 않아 심한 피로감이 따라다니고 불면증에 시달리기도 한다.

섬유근통증후군은 과거에는 폐경기를 지난 여성이 주로 앓는 질병으로 알려져 있었지만 요즘은 젊은 남성에게도 종종 따라다닌다. 누르면 심한 통증이 있는 압통점이 몸 곳곳에서 나타난다. 아래 목뼈, 두 번째 늑골, 볼기, 무릎, 어깨 쪽 등판 등 18군데에서 발견되기도 한다.

통증으로 인해 잠을 자도 개운하지 않고, 두통, 어지럼증, 우울증 등도 동반된다. 배가 살살 아프고 설사나 변비가 따라다니기도 한다. 통증은 여러 달 지속되는 경우가 많다. 그러나 통증 주변 조직을 검사해 보면 아무런 염증도 발견되지 않는다. 이 점이 관절 류머티즘 등 염증을 동반하는 통증과 다른 점이다.

원인은 여러 가지로 추측된다. 뇌 손상이나 근육의 대사 장애, 근육의 혈류 장애가 원인이라는 학자들이 있다. 스트레스도 원인으로 지목된다. 스트레스를 조절하지 못하면 섬유근통증후군에 자주 걸린다는 보고가 있다.

이 질환의 치료를 위해서는 약물 외에 운동요법을 권장한다. 근육을 늘려 주는 맨손체조, 근육을 강화해 주는 윗몸 일으키기, 근육에 산소를 공급해 주는 걷기, 수영과 같은 운동을 추천한다.

진동요법은 운동요법의 효과를 배가할 수 있는 방법이다. 전신 진동을 유도해 압통점 부위마다 묵직한 파동을 몰고 다니면 이처럼 골치 아픈 질환도 의외로 쉽게 뿌리 뽑힌다. 특히 잠결과도 같은 비몽사몽간에 전신 진동을 부르면 매우 효과적이다. 복부와 등판, 다리, 머리 부위의 깊은 지점에서 진동이 파도처럼 올라오면 통증은 언제 그랬느냐는 듯이 깨끗이 씻겨 나간다.

그 후 다시 압통점이 발생하면 진동을 반복한다. 진동을 몇 차례 되풀이하는 것만으로도 이 같은 난치병은 완전히 정복된다.

13) 과민성 대장염

과민성 대장염은 대표적인 신경성 질환이다. 외과적으로 볼 때 대장 자체에는 아무 문제가 없지만 수시로 설사를 하거나, 설사와 유사한 묽은 변이 반복해 나오거나, 변비가 되풀이되는 등 환자를 지쳐 떨어지게 한다.

외과적으로는 이상이 없지만 기의 측면에서 볼 때는 에너지가 떨어질 대로 떨어진 증상이다. 나쁜 에너지가 지배하고, 좋은 에너지는 밀려나 버렸다. 때때로 대장 전체의 기가 푹 꺼져 대장이 한꺼번에 어떤 깊은 나락으로 던져지는 듯한 느낌이 들기도 한다. 인생 파탄은 시간문제다.

대장의 기능을 십분 증진하기 위해서는 대장 전체에 기를 집중적으로 불러들여야 한다. 기를 온양하고 있노라면 어떤 기분 좋은 기운이 복부를 질러 스멀스멀 지나다니는 것을 느낄 수 있다.

한동안 이 같은 느낌을 지니고 있다가 현실로 돌아오면 어느덧 대장은 정상화돼 있곤 한다. 이때 변을 보면 황금색 정상 변이 나온다. 기가 대변도 정상으로 조절해 주는 것을 보면 신기할 따름이다.

복부에 강한 진동이 도착하면 치료 효과는 배가 된다. 육안으로도 배가 일정 리듬을 타고 꿈틀거리는 것을 관찰할 수 있다. 이는 본인의 의지와 상관없이 파동이 스스로 커지는 것이다. 엄청난 치유가 행해지는 순간이다.

14) 위·십이지장궤양

위궤양과 십이지장궤양은 함께 오는 경우가 많다. 자극적인 음식 등 여러 가지 원인이 있지만 가장 큰 원인은 스트레스다. 스트레스가 위염·십이지장염을 초래하고, 이것이 심화되면 궤양이 된다.

토끼 다리를 묶어 높은 곳에 거꾸로 매달아 놓고 주둥이를 물속에 처박으면, 토끼는 숨이 막히지 않으려고 발버둥을 치면서 주둥이를 물그릇에서 들어 올린다. 밤 내내 이런 고통을 받게 한 뒤 이튿날 아침 토끼를 내려 해부해 보면 위가 뻥 뚫려 있다. 밤사이 심한 스트레스로 위염·위궤양을 거쳐 위 천공으로까지 발전한 것이다.

이처럼 스트레스는 온갖 위장 질환의 근본 원인이다. 따라서 치료를 위해서는 공격적이고 파괴적인 스트레스 에너지를 몰아내고 긍정의 에너지를 불러들이는 일이 중요하다.

적극적인 이완이나 다른 일에의 집중이야말로 스트레스를

차단하는 좋은 방법이다. 의사 처방을 통해 아무리 좋은 약을 많이 받아다 복용해도 스트레스가 차단되지 않는 한 차도는 없다. 약만 장기 복용하고 호전 반응이 나타나지 않으면 오히려 약 중독의 부작용이 따른다.

좀 더 확실한 방법은 능동적으로 기를 부르는 것이다. 귀한 손님을 초빙하듯 고주파 에너지를 불러들여 저주파 에너지를 밀어내고 파동으로 변조한다. 위와 십이지장 안팎으로 번지는 파동이야말로 최고의 명약이다. 이 명약의 위력을 능가할 치료약은 아직 지상에 없다.

15) 허혈성 장염

장의 무기력을 호소하는 이들이 있는데, 섭취한 음식을 장이 잘 지니고 있지 못하기 때문이다. 적당한 시간 동안 음식을 지니고 있어야 영양분을 흡수해서 혈액을 통해 전신으로 보내지만, 그런 작업을 잘하지 못하기에 이런 증상이 발생한다. 그래서 음식은 묽은 변 형태로 삽시간에 배설된다. 며칠간 이 같은 현상이 계속되다 보면 몸에서 힘이 빠진다. 반대로 변비 증세로 토끼 똥 같은 변을 보는 사람도 있다. 이 역시 장이 무기력해진 것이 원인이다.

허혈성 장염에 걸리면 장이 와르르 무너져 버린 갓 같은 느낌이 닥치기도 한다. 소화기관이 초토화돼 몸을 일으키기도 쉽지 않다. 설사나 변비 같은 증세를 넘어 혈변을 동반하기도 한다. 이 같은 증세가 장기화되면 폐인이 되거나 죽음에까지 이를 수 있다.

이러한 증세를 다잡는 지름길은 부교감신경의 기능을 항진하는 것이다. 진동요법이야말로 그에 대한 답이다. 장이 무너진 것은 지나친 긴장과 스트레스가 원인이다. 오랜 세월 긴장, 스트레스가 쌓이면 이를 당해낼 장이 없다. 소장, 대장이 철갑으로 만들어지지 않는 한 무너져 내려 기능을 상실할 수밖에 없다.

틈틈이 부교감신경의 기능을 최대한 끌어올려 교감신경의 기능을 제압해야 한다. 그러면 차츰 장의 기능이 정상으로 돌아온다. 1주일에 등산이나 조깅, 수영 같은 운동을 3~4차례 하는 것도 장의 기능 증진에 도움이 된다. 모든 생활을 장이 편안케 하는 방향으로 전환해야 한다.

16) 크론병

스트레스를 받으면 염증성 장 질환이 발생한다. 그러다가 스트레스가 오래 누적되면 염증이 만성 질환으로 변해 자리를 잡는다. 식도에서부터 항문에 이르기까지 소화기관 어디서든 염증이 발생할 수 있다. 소화기관뿐만 아니라 피부나 관절 여기저기서 발생하기도 한다. 이것이 크론병이다.

크론병은 위염이나 과민성 대장염과 유사한 점이 있다. 다른 점이라면 위염, 과민성 대장염은 위나 대장에만 국한하지만, 크론병은 소화기관 여기저기서 제멋대로 광범위하게 발생할 수 있다는 점이다.

또 이 병은 치질과 치루를 동반하는 경우가 많다. 설사와 비슷한 가느다란 변이 나오는 게 특징이며, 속이 메스껍거나 더부룩하고 때때로 장출혈 증세를 보이기도 한다. 먹어도 영양분이 제대로 흡수되지 않으니 몸이 약해지고 정력이 감퇴하는 것도 시간문제다.

이 병은 일종의 자가 면역 질환이다. 염증이 만성적으로 진행된다는 것은 면역 기능이 스스로 회복할 수 없는 단계에 이르렀음을 의미한다. 손상된 세포의 교체와 재생을 유도하는 면역 체계가 무너진 병일진대, 현대 의학이 명쾌한 해법을 제시할 리 만무하다. 항염증제와 면역 억제제 등을 처방하지만 근본 치료에는 한계가 있다.

이런 자가 면역 질환 해결에는 진동요법이 최상이다. 온몸을 사정없이 풀어헤치고 위장, 소장, 대장 등 소화기관 전체에 한바탕 진동을 부여해, 그 진동을 한동안 유지하면 된다. 취미 생활을 반복하듯이 이런 생활을 지속하다 보면 어느 날 이런 고약스런 질병도 보란 듯이 물러가게 된다. 그러다가 스트레스가 쌓이면 재발할 수 있다. 그럴 때 다시 진동을 부여하고 또 부여한다. 근본적으로는 스트레스에서 벗어나는 노력을 기울여야 한다.

17) 자율신경실조증

자율신경은 우리 몸의 항상성을 유지해 주는 역할을 한다. 예를 들어 위장이나 대장이 소화 및 영양 흡수 기능을 수행하게 하고, 심장이 뛰게 하며, 호흡기와 생식기가 제 기능을 잘하도록 돕는다. 다시 말해 자신의 의지와 상관없이 살아가는 것을 조절해 주는 신경이다.

이 자율신경은 교감신경과 부교감신경으로 구분한다. 교감신경은 '긴장'이나 '흥분'과 관련된 신경이다. 스트레스 등으로 교감신경이 흥분하면 심장 박동이 늘고 혈당이 높아지며, 아드레

날린 분비가 촉진되고 갑상샘 호르몬의 양이 증가한다. 그래서 힘이 불끈불끈 솟는다. 이런 상황이 계속되면 몸이 빨리 지친다. 심장이 불안정하게 뛰고 두통이나 불면증이 뒤따르며 눈이 침침해진다.

목이 굳어지거나 어깨 통증을 수반하기도 한다. 소화 흡수가 잘 안 되고, 남자는 발기력이 떨어지며, 여자는 분비물이 줄어 성교통, 불감증이 따르기도 한다.

이와 달리 부교감신경은 '안정'과 관련된 신경이다. 따라서 부교감신경이 항진되면 맥박 감소, 혈압 강하, 소화 촉진 등으로 몸이 편안한 상태가 된다. 부교감신경은 특히 소화기와 생식기를 지배한다. 그래서 부교감신경이 작동하면 위장, 소장, 대장 기능이 활발해지고 남녀의 성 기능이 종합적으로 향상된다.

자율신경실조증은 원인이 다양하지만 교감신경과 부교감신경의 부조화가 주요 원인이다. 주로 교감신경 기능이 과도하게 항진될 때 발생한다. 이처럼 교감신경이 오랫동안 우위에 있으면 소화 기능과 성 기능이 심각하게 떨어진다. 두통, 탈모, 현기증, 발한, 염증 등의 원인이 되며, 웬만한 신경성 질환도 대부분 이와 관련 있다.

진동요법이야말로 자율신경실조증을 퇴치할 수 있는 가장 좋은 방법이다. 교감신경을 쉬게 하고 대신 부교감신경의 기능을 최대한 높이는 방법이기 때문이다. 온몸을 철저히 이완하고 머리부터 발끝까지 잔잔한 파동의 물결에 젖어들다 보면 신체의 부조화가 스멀스멀 빠져나가는 것을 확연히 느낄 수 있다. 그 자리를 싱싱한 혈액과 각종 호르몬이 메운다. 마치 오래된 기계의 녹을 깨끗이 닦아내고 새로 기름칠을 한 것과 같다. 그러니 신체의 활력이 도모되지 않을 수 없는 것이다.

18) 파킨슨병

파킨슨병은 현대 의학이 확실하게 퇴치하지 못하는 대표적 난치병이다. 세기의 권투 선수 무하마드 알리와 교황 요한 바오로 2세가 앓아서 많은 이가 이 질병의 심각성을 잘 인식하고 있다. '나비처럼 날아서 벌처럼 쏜다'는 말을 유행시키며 핵주먹을 휘둘렀던 알리도 이 병의 공격 앞에서는 속수무책으로 무너졌으니, 가히 무서운 병이라 할 만하다.

이 병에 걸리면 몸이 경직되거나 손 떨림, 느린 움직임, 자세 불안정 등이 수반된다. 초기에는 한쪽 팔이나 다리에서만 증상이 나타난다. 한 손에서만 떨리는 증세가 따르거나, 걸을 때 한쪽 팔만 움직이고 다른 팔은 굳어져 있는 식이다. 그러다가 증상이 점점 심해져 마지막 단계에서는 휠체어에 오르지 않고는 이동하지 못할 정도로 온몸이 경직된다. 발병 후 제대로 치료하지 않으면 10년 이내에 사망할 확률이 높다.

이 병은 소위 '흑질'이라 부르는, 중간뇌(중뇌) 일정 부위의 이상으로 초래된다. 즉 중간뇌에 있는, 도파민을 분비하는 회색 세포의 숫자가 줄어드는 것이 원인이다. 이로 인해 도파민 분비가 감소하면 외관상 이상한 증세 이외에도 냄새를 잘 못 맡거나 잠꼬대를 심하게 하는 등의 증상이 따른다. 변비, 우울증, 수면 장애 등이 동반되는 것도 특징이다.

국민건강보험공단 자료에는 우리나라의 2015년 파킨슨병 환자 수가 8만5,000명으로 기록돼 있다. 이는 2010년 이후 연평균 8퍼센트씩 증가한 것이라고 하니, 가벼이 여길 질환이 아니다. 가족력으로 인한 환자가 전체의 10퍼센트 정도이며, 나머지는 오염물질의 체내 흡입과 스트레스 등이 원인이다. 병원에서는 도파민을 보충하는 약물을 처방하고 운동 치료도 권한다. 이를 통해 병의 진행을 늦출 수는 있지만, 그렇다고 뿌리 뽑지는 못한다.

진동요법으로 날마다 중간뇌에 묵직한 진동을 부여하면 도파민이 원활히 분비될뿐더러 도파민을 만드는 세포의 생성도 촉진돼 병을 치료할 수 있다. 병을 완치하진 못하더라도 최소한 제압해서 끌려다니지 않을 수는 있다. 도파민이 분비될 때는 뇌 안에 굉장한 행복감이 감돌며, 몸 전체가 개운해지는 느낌이 따른다. 여러 날에 걸쳐 전신 진동을 병행하면 굳어진 팔다리를 푸는 데도 상당한 도움이 된다.

현대 의학은 양·한방 어디에서도 파킨슨병을 완치하지 못한다. 진동요법이 가장 좋은 해결책이다.

19) 만성 염증

만성 염증은 심신 스트레스를 일으키는 요소로 인해 몇 년 또는 몇십 년에 걸쳐 온몸에 꾸준히 만들어지는 질환이다. 아주 조금씩 오랫동안 생성되기 때문에 단기간에 생기는 급성 염증과 대비된다.

세균이나 바이러스가 원인인 급성 염증은 바로 치료하면 되지만 만성 염증은 사정이 다르다. 오랜 시간 고착화하면서 중증 질환을 일으킨 뒤에야 그 원인이 만성 염증임이 밝혀져 놀라게 된다.

일상의 스트레스를 비롯해 미세 먼지, 식품 첨가물, 고혈당, 고혈압 등으로 심신이 혹사당한다면 우리 몸에는 염증성 단백질이 야금야금 만들어진다. 특히 스트레스가 계속되면 스트레스 호르몬이 교감신경을 자극해 염증 반응을 초래한다. 이렇게 생긴 염증성 단백질이 온몸에 퍼져 쌓이면 만성 염증이 고착화된다.

급성 염증은 몸의 이상을 해결하는 과정에서 발생하는 '착한 염증'이지만, 만성 염증은 신체 이상을 초래하는 '못된 염증'이다. 겉으로 드러나는 증상도 거의 없어 시나브로 우리 몸을 무너뜨리는, 악마적인 질병이다.

우리 몸에 만성 염증이 퍼져 있으면 갖가지 질환이 발생한다. 주로 유전적으로 약하게 타고난 부위에서 일이 벌어진다. 심장이 약한 경우에는 심·뇌혈관 질환에 시달릴 수 있다. 염증 물질이 혈관 벽을 망가뜨리기 때문이다. 폐가 약한 경우에는 비염이나 기관지염 등을 일으켜 애를 먹일 수 있다. 그리고 만성 염증 물질은 세포 속 유전자의 변이를 유발해 암을 잘 일으킬 뿐만 아니라 암의 전이와 합병증을 유발하는 데도 관여한다.

만성 염증은 자가 면역 질환의 큰 원인이기도 하다. 이 염증으로 인해 몸 안에서 면역 반응이 지나치게 일어나면 면역 세포가 정상 세포를 적으로 오인해 공격하므로 관절 류머티즘 같은 질환이 초래될 수도 있다. 만성 염증은 또 세포의 활성도를 떨어뜨려 신진대사를 어렵게 함으로써 비만, 당뇨병 등 대사 증후군의 위험을 높이기도 한다. 이 밖에 퇴행성관절염, 중이염, 피부 가려움증, 만성 통증 등 오만 가지 질병의 원인이 된다.

결국, 만성 염증만 잘 해결해도 수많은 질환을 예방 또는 치료할 수 있다는 이야기다. 가장 좋은 방법은 대뇌피질을 안정시켜 스트레스를 몰아내는 것이다. 날마다 틈틈이 진동을 부르면 스트레스가 해소되어 만성 염증 따위는 멀리멀리 밀려나게 된다. 그 밖으로는 의식주 생활을 절제해 원인 물질이 몸 안에 들어오지 못하도록 주의할 필요도 있다.

20) 족저근막염

주위에 족저근막염 환자가 의외로 많다. 발바닥이 따끔거려 구두 대신 운동화를 신고 다니는 직장인도 볼 수 있다. 남녀노소를 불문하고 찾아드는 난치병이다. 젊은 직장인이 운동화를 신고 다니다가 품위를 지키지 않는다며 상사에게 혼이 나기도 한다. 족저근막염 때문이라고 이해를 구하면 엄살 부린다며 다시 야단치기 예사다. 당사자는 가슴앓이를 할 수밖에 없다.

이 질병의 원인은 여러 가지이지만, 가장 큰 원인은 염증이라고 필자는 확신한다. 위에 적은 만성 염증 같은 것이 있으면 족저근막염이 초래될 수 있다. 만성 염증이 있다고 해서 모두 이 병에 걸리는 것은 아니지만, 그 염증이 발바닥의 뼈, 콜라겐, 신경망 등에 발생하면 이 질환의 포로가 되기 쉽다.

따라서 전신 진동으로 스트레스를 줄여 온몸의 염증성 단백질과 독소를 배출하고, 발바닥 통증 부위에 부분 진동을 지속적으로 해주는 것이 족저근막염 치료의 지름길이다.

자신의 내면과 마주해 진동을 부르면 진동은 치유를 해야 하는 곳에 도달해 활성화된다. 진동이 꼬무락거리거나 찌르듯 일어나는 곳이 족저근막염 증세 발생과 관련된 지점이다. 그곳이 허벅지일 수도 있고, 척추일 수도 있다. 그런 부분도 함께 진동으로 정성스레 다스려 주면 족저근막염이 물러간다. 발바닥 외에도 관련 부위 전체에 진동을 부여해야 하는 것이다.

만일 이 질환이 외과적인 문제에 기인한 것이라면 병원을 찾아가 수술을 받아야 한다. 심한 운동이 원인이라면 운동량을 줄여야 한다. 당뇨나 관절염과 동반해 나타난 것이라면 그 질병을 치료해야 해결할 수 있다. 진동을 체득하면 당뇨, 관절염, 족저근막염 등을 한꺼번에 잡을 수 있다.

21) 버거씨병

버거씨병으로 발가락이나 다리를 절단한 사람들을 간혹 보게 된다. 끔찍한 일이다. 이 병은 다리나 팔의 동맥 가운데 지름이 작은 동맥에 염증이 생겨 피 흐름을 방해하는 질환이다. 그로 인해 피가 잘 흐르지 않는 부위에 냉증이나 통증이 따르게 된다.

즉 손끝, 발끝으로 혈액이 원활하게 돌지 않아 손발이 차갑고, 날씨가 추우면 병증 부위가 얼음덩이처럼 되거나 파래지며, 따뜻한 실내에 들어오면 붉어지는 현상이 발생하기도 한다.

또 일정 거리 이상 걸으면 다리 근육이 아파 더 이상 걸을 수 없는 상태도 나타난다. 이때 휴식을 취하면 통증이 사라지지만, 중증으로 치달으면 가만히 쉬고 있는데도 욱신거리는 느낌이 다가온다. 이뿐만 아니라 피부나 점막에 상처가 생기거나 헐기도 하며, 심할 경우 조직의 일부가 괴사해 다리나 팔을 절단해야 하는 상황에 직면하기도 한다.

현재까지 밝혀진 이 병의 주요 원인은 흡연이다. 흡연 외에도 혈액응고 체계 이상, 혈관의 내피세포 기능 이상, 면역학적 요인, 유전적 소인 등이 관련 있을 것으로 추정된다.

원인이 무엇이든 분명한 것은 치료가 지극히 어려운 질병이란 사실이다. 현대 의학에서는 반드시 금연할 것을 권하고, 혈전 생성을 막는 약제와 혈관 확장제, 항생제, 소염제 등을 투여해 치료한다. 이 방법으로도 호전되지 않으면 혈관 우회술이나 자가 정맥 이식, 줄기세포 이식을 통한 혈관 신생 요법 등으로 치료하게 된다. 이상의 방법이 모두 통하지 않을 경우 발가락이나 다리 등 해당 부위를 절단할 수밖에 없다.

진동요법을 적용하면 병증 부위로 묵직한 진동이 들어가게 된다. 발가락이든, 종아리든, 팔이든 혈관의 염증이 심각한 부위일수록 진동이 강력하게 다가가 붙는다. 진동을 지성으로 온양해 운용하는 생활을 계속하면 혈관의 염증이 현격히 감소하고, 줄기세포를 이식한 경우 못지않게 병증 부위에 새로운 혈관이 만들어져 증상이 개선된다. 엄지발가락이 시커멓게 괴사했던 환자가 진동요법으로 혈관이 새로 생겨나고 새살이 돋아 완치된 사례도 있다.

22) 간질

항간에서 '지랄병'으로 불릴 만큼 몹쓸 병으로 치부되는 질환이다. 『죄와 벌』이란 소설로 유명한 러시아의 대문호 도스토엡스키가 앓았다고 해서 세간에 널리 알려졌다.

도스토엡스키가 아니더라도 간질 환자는 주위에서 심심찮게 발견된다. 길거리에서 느닷없이 짚단 허물어지듯 쓰러지는 사람, 팔다리를 비비 꼬며 의식을 잃는 사람 등이 간질 환자일 가능성이 크다. 달리는 지하철이나 버스, 혹은 승용차에서 발작 중 의식을 잃어 교통사고로 이어지기도 한다.

간질 증상은 부분 발작과 전신 발작으로 나뉜다. 부분 발작은 한 쪽 손이나 팔을 까딱거리거나 이리저리 휘젓고, 입맛을 쩝쩝 다시는 등 부분적으로 이상 증세를 보이는 것을 말한다. 갑자기 심장이 두근거리거나, 가슴 깊은 곳에서 무언가가 치밀어 올라오거나, 털이 곤두서고 땀방울이 돋기도 한다. 이때 의식은 유지되는 게 보통이다.

전신 발작은 온몸이 뻣뻣해지거나, 눈동자와 고개가 돌아가

거나, 얼굴색이 파래지는 청색증을 보이는 경우다. 갑자기 호흡곤란을 일으키거나 고함을 치기도 하며, 정신을 잃고 입에서 침과 거품을 토하기도 한다. 순간적으로 의식을 잃고 근육의 힘이 빠지며, 넘어져 머리나 얼굴을 다치기도 한다.

이렇듯 난감한 증상이 따라다니는 이유는 이 질병이 뇌의 장애로 인한 것이기 때문이다. 주로 대뇌피질의 신경세포들이 갑작스럽고 무질서하게 흥분하면서 증상이 발현된다. 부분 발작은 대뇌의 일정 부분에서 발생하며, 전신 발작은 대뇌 전반에 걸쳐서, 혹은 사이뇌(간뇌)의 시상 등에서 시작되어 대뇌 전반에 퍼지는 증상이다.

간질은 뇌졸중, 두부외상, 뇌염, 뇌종양 등 뇌 손상의 과거 병력 때문에 발생하기도 하고, 전해질 불균형, 요독증, 알코올 금단현상 등이 원인이 되어 나타나기도 한다. 무엇이 원인이든 간에 뇌에 생긴 병리적 변화가 이 질환을 유발하므로 뇌를 정상으로 돌려놓는 것이 치료의 핵심이다.

현대 의학에서는 뇌파검사와 뇌영상검사 등으로 원인을 정확히 파악한 다음 주로 약물을 투여해 치료한다. 한 번 약을 먹기 시작하면 보통 여러 해 계속 복용해야 한다. 그렇게 하고도 치료에 실패하는 경우가 있다. 의학이 발달해 약만 열심히 복용하면 완치되는 줄 아는데, 절대 그렇지 않다. 현대 의학이 암 못지않게 치료를 100퍼센트 자신하지 못하는 게 이 질병이다.

진동요법에서는 뇌 전체에 진동을 부여하는 방법으로 치유한다. 뇌 한복판에 진동을 일으켜 머리 전체로 확산시키거나, 질환이 느껴지는 부위에 진동을 유발해 뇌 전역으로 확대하는 것이다. 구역질이 느껴지거나 호흡곤란이 올 때는 복부나 심장 부위에 진동을 유도해서 전신으로 확산시키면 발작 증세가 신속하게 잡힌다.

23) 재생불량성빈혈

재생불량성빈혈은 골수 조직에 문제가 발생해 피를 잘 만들지 못하는 질환이다. 우리 몸의 뼛속에는 뼈보다 촘촘하지 않은 골수라는 조직이 있다. 이 골수가 백혈구, 적혈구, 혈소판 등 혈액세포를 만드는 기능을 한다. 그런데 선천적, 후천적 원인으로 이들 혈액세포가 잘 만들어지지 않고, 골수 조직이 지방으로 대체되면서 증상이 발현된다.

가장 흔히 나타나는 증상은 빈혈이다. 빈혈로 인해 온몸에서 힘이 빠지며 피로감과 두통이 몰려오기도 한다. 골수를 채워야 할 피가 엉뚱하게 코피나 생리 과다, 잇몸 출혈 등의 형태로 새어 나가 얼굴이 창백해지거나 눈에 결막이 형성되기 때문이다. 또 빈혈이 심하면 맥박이 빨리 뛰기도 한다. 조혈모세포의 감소로 인해 혈액세포가 채워져야 할 자리를 지방이 차지하고 있는 까닭으로, 전신이 맛이 간 꼴이다. 그러다가 중증 재생불량성빈혈로 치달으면 세균 감염이나 출혈로 1년 이내에 사망할 확률이 50퍼센트 정도에 이르므로 주의해야 한다.

재생불량성빈혈이 후천성일 경우에는 원인이 되는 약제나 유해 물질 등을 피하면 증상을 개선할 수 있다. 또 골수이식을 하거나 면역 조절 치료를 통해 극복할 수도 있다. 그러나 이렇게 치료하더라도 재발하는 경우가 있어 애를 먹는다. 선천성은 유전자 이상으로 인한 것이므로 치료가 더욱 쉽지 않다.

진동요법은 이 질환을 완전히 뿌리 뽑지는 못하더라도 적어도 자신감 있게 통제할 수는 있다. 이 질병은 온몸 뼛속에서 발생한 것이므로 부분 진동으로는 해결하기 어려우며, 반드시 전신 진동을 해야 한다. 잠자리에서 아침저녁으로 온몸에 에너지 샤워를 하는 것이 가장 좋은 방법이다. 진동 에너지가 머리부터 발끝까지 맑은 시냇물처럼 잔잔히 흐르게 하면 된다. 간혹 진동 중에 몸 어딘가에서 묵직한 탁기가 느껴질 경우에는 그것을 덩어리째 몰아내면 좋다.

전신 진동을 하다 보면 뼛속 깊숙이에 채워져 있던 지방 덩어리들이 스멀스멀 녹아 사라지는 것 같은 느낌이 들 때가 있다. 혈액과 호르몬과 신경전달물질의 생성 및 순환이 정상화되면서 골수세포의 기능과 세포의 충실성이 향상되는 것이다. 전신 진동을 부여하면 부여할수록 신체의 기능이 증진되면서 빈혈 증상이 사라지고, 창백했던 얼굴빛은 정상을 회복하고, 건강도 되찾게 된다.

필자 주위에는 이 같은 방법으로 재생불량성빈혈을 극복한 50대 여성이 있다. 그녀는 진동 에너지 샤워로 고질병을 제압하고 있을 뿐만 아니라 건강도 현격하게 증진돼 외견상으로는 30~40대로 비친다. 실제 병원에서 건강검진을 받으면 그녀의 생체 나이는 30대로 나올 만큼 싱싱한 젊음을 유지하고 있다.

24) 각종 암

현재 의료계에서는 '암 선고가 죽음이던 시대는 끝났다'고

말한다. 의료진의 수술 역량 증진과 치료제 및 예방 백신 등의 개발 덕분이라며 자신감을 드러내고 있다.

하지만 암은 인간에게 여전히 공포의 대상이다. 투병 과정에서 온갖 육체적 고통을 겪어야 하고, 경제적으로도 피폐해지는 주위 환자들을 보고 있노라면 누구든 두려움을 느끼지 않을 수 없다.

우리 몸의 세포는 날마다 분열해 성장하고, 수명이 다하거나 손상되면 스스로 죽어 없어진다. 인간의 육체는 태초부터 이런 자체 조절 과정을 통해 세포 수의 균형을 유지하도록 설계되었다. 그런데 다양한 원인에 의해 자체 조절 기능에 문제가 생기면서, 죽어 사라져야 할 비정상 세포들이 지나치게 증식하는 경우가 발생한다. 더 나아가 비정상 세포들이 장기와 주위 조직에 침입해 비정상적인 덩어리를 형성하기도 한다. 이렇게 하여 생겨나는 악성종양이 암이다.

악성종양은 우리 몸의 정상적 구조를 변형시키거나 파괴한다. 한마디로 '맛이 가게' 만드는 것이다. 그때부터 환자는 불안감, 우울증 등에 시달리며 고통의 바다에서 허우적거리게 된다.

암의 원인은 일일이 헤아리기 어려울 만큼 많다. 의학계가 밝힌 원인은 크게 유전적 요소와 화학물질, 방사선, 자외선, 스트레스 등으로 인한 만성 염증 및 손상, 암 유발 바이러스 감염 등이다. 하지만 이런 원인을 아무리 피하려 해도 우리도 모르게 달려드는 게 암이다.

온갖 의료 기술과 약물을 다 동원해도 요리조리 미꾸라지처럼 빠져나가 환자와 의료진을 괴롭힌다. 현대 의학이 알려고 다가가면 다가갈수록 베일에 감춰진 영역은 더 많아진다. 세계적인 암 치료 전문기관인 미국의 엠디 앤더슨(MD Anderson)의 교수들조차 암을 '신의 영역'이라고 말했을 정도이니, 인간이 과학으로 완전히 정복하기가 얼마나 어려운 병인지 가늠될 것이다.

이처럼 과학으로 대응하기 어려운 난치병일수록 다른 방법을 강구할 필요가 있다. 진동요법은 괴물처럼 다가오는 암을 심리학적 방법으로 제압하는 매우 효율적인 수단이다.

진동요법을 능숙하게 운용하다 보면 몸 안의 질병을 스스로 진단해서 마음으로 치료할 수 있다. 방법은 다음과 같다.

침대나 소파 같은 편안한 곳에 몸을 뉘고 모든 것을 다 내려놓는다. 한동안 그렇게 하고 있으면 몸이 물속 깊은 곳으로 잠수한 것처럼 먹먹해지고, 정신도 몽롱해진다. 그때 탐조등을 비추듯 마음의 눈으로 몸 구석구석을 더듬다 보면 어딘가 석연치 않은 부분이 나타난다. 그러면 의식을 그곳에 머물게 하면서 지성으로 무언가를 주문한다.

예를 들어 '여기에 은혜의 단비가 내려라'라고 주문해 본다. 혹은 '약이 되는 치유 에너지'가 밀밀하게 밀려드는 것을 상상하는 것도 좋다. 반드시 기도할 때처럼 모든 것을 내려놓고 간절한 마음으로 상상해야 한다. 이때 너무 긴장하면 역효과가 난다. 자기 몸을 온전히 하늘에 맡기는 기분으로 상상의 나래를 펼쳐야 한다.

한동안 그런 상상에 젖어 있다 보면 상상이 현실화되는 것을 느끼게 된다. 은혜의 단비나 꽃비가 부슬부슬 내리는 것 같은 느낌이 다가서는 것이다. 치유 에너지가 발동하는 순간이다. 자신의 생각 정보를 실은 마음이 파동 에너지로 물질(육체)에 다가가 물질의 입자를 변화시키기 시작한 시간이다. 한동안 그렇게 하고 있다 보면 엄청난 치유 효과가 나타난다.

암은 형성된 덩어리 부위에만 작업해서는 확실히 뿌리 뽑기 어렵다. 그 덩어리의 원인이 되는 뿌리 부분을 찾아내 함께 치료해야 한다. 신경망 등 여러 방향으로 연결된 뿌리가 암의 원인이 돼서 종괴가 점점 커진 것이므로 그 부분을 함께 녹여 버려야 한다.

진동요법에 익숙해지면 결과적으로 암 덩이를 촉발시킨 뿌리 부분을 의식으로 더듬어 찾아낼 수 있다. 그 뿌리 부분으로 치유 에너지를 몰고 다녀야 한다. 그런 방법으로 뿌리를 야금야금 녹이고 나면 결과물인 악성종양도 맥을 못 추게 된다. 암의 전이와 재발 방지를 위해서도 이 같은 뿌리 뽑기 작업을 병행해야 한다. 한 걸음 더 나아가 사랑의 꽃비와도 같은 치유 에너지로 몸 전체를 매일 샤워하는 습관을 들이면 암은 결코 우리 몸에 달려들지 못한다.

이 같은 치료법은 이미 서양의 에너지 의학(Energy Medicine)이나 자기 암시법(Autosuggestion), 심상법 등에서 그 과학적 합리성을 인정받고 있다. 일찍이 칼 사이먼튼은 방사선을 쬐는 암 환자들에게 '방사선이 탄환처럼 암세포를 파괴하는 모습'을 상상하라고 해서 놀라운 치료 효과를 거두기도 했다.

진동요법으로 치유 에너지를 등장시키는 것은 면역력을 증가시키는 '엔케이 세포(NK 세포, 자연살상세포)'를 활성화하는 것과도 같다. 엔케이 세포는 암이나 바이러스를 제거하는 면역 세포다. 깊은 명상이나 숙면, 웃음, 삼림욕 등을 통해 활성화되는데, 진동도 그중 하나다. 진동으로 엔케이 세포가 강성해지면 암이 뒷걸음질하는 것은 당연한 이치다.

필자의 한 지인은 췌장암의 고통에서 벗어났다. 처음 만났을 때 그는 이미 암 수술을 받아 대꼬챙이처럼 말라 있었다. 필자가 가르쳐준 대로 실천했더니 복부 깊숙한 곳에서 묵직한 손길 같은 것이 등장하더니 엄청난 치유 에너지로 작동했다. 그렇게 진동을 복부에 출현시키는 생활을 한동안 한 결과, 그의 얼굴은 놀라우리만큼 훤해졌다. 그의 건강이 현격히 회복된 것을 보고 정작 더 기뻐한 이는 그의 부인이다.

25) 전립샘비대증

전립샘비대증은 노화로 인해 남성호르몬 생성이 줄어들어 발생하는 질환이다. 전립샘은 남성 생식기관의 하나로 요도를 둘러싸고 있다. 이 전립샘이 나이 들면서 점점 비대해지면 요도를 압박해 소변보기가 어려워진다. 이 같은 장애를 통칭해 전립샘비대증이라고 한다. 50대는 50퍼센트, 60대는 60퍼센트, 70대는 70퍼센트가 앓는다고 하니, 남성에게 숙명적인 질환이라고 할 만하다.

밤마다 오줌이 마려워 화장실을 두세 차례씩 드나들어야 하는 사람의 고통을 정상인은 잘 모른다. 잠의 나락에 곤두박질쳐 있는데, 당장에라도 오줌이 질금거릴 상황이라 괴롭더라도 몸을 일으켜야 한다. 하지만 막상 화장실에서는 오줌이 잘 나오지 않는다. 힘을 여러 번 주고 나면 그제야 비실비실 조금 나온다. 소변을 다 보고도 잔뇨감이 남는다. 다시 잠자리에 들면 한두 시간 후에 또다시 소변 신호가 몸을 찌른다. 어떤 날은 오줌 줄기가 잘 내려오지 않고 끊겨서 여성처럼 엉덩이를 드러낸 채 변기에 앉아 소변을 봐야 한다. 남자로서 수치심이 극에 달하는 순간이다.

양방에서는 요도의 압력과 긴장을 낮춰 주는 약제나 전립샘 크기를 줄이는 약제 등을 처방해 치료한다. 전립샘 절제술이나 레이저 수술로 해결하기도 한다. 한방에서는 침을 놓아 전립샘 크기를 줄이기도 한다. 하지만 이렇게 치료해도 추후 부작용이 나타나거나 재발하기도 하는데, 양·한방의 한계점이다.

진동요법에서는 약 처방이나 수술, 침술 따위를 생략한다. 전신 진동을 통해 온몸에 기혈이 원활히 돌게 만들면 남성호르몬 생성이 촉진돼 전립샘비대증이 시나브로 완화된다. 하복부와 사타구니, 양쪽 허벅지로 부분 진동에 집중하면 비대한 전립샘이 야금야금 녹아내리는 느낌이 들기도 한다. 그런 노력을 한동안 지속하면 오줌 줄기가 굵고 시원하게 나가는 것을 경험하게 된다. 마음의 작용이 수술용 칼이나 약제의 힘을 능가할 수 있음을 알게 되는 순간이다.

26) 골다공증

골다공증은 뼈의 강도가 약해져 쉽게 부러지는 골격계 질환이다. 뼈의 양이 줄고 질도 저하돼 구멍이 숭숭 뚫리게 된다. 이로 인해 활동하다가 넘어지면 척추, 대퇴골, 고관절, 발목 등에 골절이 발생한다.

일단 뼈가 부러지고 나면 사고 이전 상태로 돌아가기 어렵고, 치료도 장기간 받아야 한다. 노인은 누워 앓다가 근육량이 현저히 감소하며 이런저런 합병증으로 사망에 이르기도 한다. 우리나라에서 한 해 낙상 사고 후유증으로 사망하는 노인은 83만 명이나 된다. 골다공증이 웬만한 만성 질환보다 무서운 이유다.

여성은 폐경에 의한 여성호르몬 감소로 뼈의 양이 급격히 줄고, 남성은 나이 들면서 장에서 칼슘 흡수가 줄어 골다공증이 발생하곤 한다. 당뇨나 류머티즘, 악성종양, 만성 신부전, 장기간 활동 저하 등도 골다공증의 원인이다.

이 질병을 완화하거나 예방하기 위해서는 등산, 조깅, 제자리 뛰기 등을 통해 골밀도를 향상하는 게 중요하다. 햇볕을 쬐어 비타민 디(D)도 충분히 합성해야 한다. 진동요법은 여성호르몬 생성을 늘리고 기혈 순환을 원활히 해 웬만한 난치병을 다 통제하므로 골다공증의 예방, 치료에도 많은 도움이 된다. 진동과 운동을 적절히 병행할 때 효과는 배가된다.

18
필자의 체험

1) 본태성 고혈압 해결

나는 선천적으로 심장 기능을 약하게 갖고 태어났다. 37살에 본태성 고혈압이 있는 것을 알게 됐고, 그때부터 이를 극복하기 위한 노력을 게을리하지 않았다.

조깅, 등산 등 유산소 운동을 꾸준히 했으며, 식생활에도 신경 썼다. 혈압이 너무 오를 때는 한방병원에 가서 침도 맞았다. 심지어 간단한 침술과 쑥뜸 기술을 배워 내 몸에 직접 적용하기도 했다.

이러한 노력이 질병을 제어하는 데 도움된 것은 사실이다. 그러나 완전히 통제되지 않는 것이 걱정되는 부분이었다. 그럴 무렵 내가 터득한 게 진동요법이다.

혈압이 치솟으면 육체에 영 좋지 않은 느낌이 덮친다. 환자에 따라 차이가 있지만 내 경우는 뒷목이 뻑뻑하고 무거운 증세가 따라다녔다. 머리도 납덩이가 들어앉은 듯이 꽉 막혔고, 가슴도 답답했다. 구역질과 어지럼증마저 계속 치밀었다. 이는 고혈압으로 동맥경화증마저 초래돼 심장의 관상동맥이 약화됐음을 의미하는 것이기도 했다. 이런 현상이 반복되다가는 저승사자가 뒷목을 낚아채거나 가슴을 움켜쥐고 저승길로 향할 것만 같았다.

다행히 나는 진동요법 덕분에 저승 가는 길목에서 탈출할 수 있었다. 나와 유사한 증세를 느끼는 분이라면 어지러움이나 구역질이 유발되는 부분, 답답한 가슴, 뻣뻣한 뒷목, 묵직한 머리 등에 동시다발적으로 진동을 걸면 된다. 그렇게 부여된 진동이 무형의 에너지 덩어리가 되어 시나브로 병증을 밀어내는 것이다.

20~30분간 조화로운 진동 에너지를 출렁거리게 하다가 현실로 돌아오면 몸을 무너뜨리려 했던 탁기(濁氣)가 빠져나가고 혈압이 정상으로 내려가게 된다. 나를 데리러 왔던 저승사자가

멈칫거리다가 뒷걸음질을 치며 물러가게 되는 순간이다.

이렇게 혈압을 잡았더라도 세상살이 과정에서 스트레스를 받으면 다시 몸이 흔들거리게 된다. 그럴 때 같은 방법으로 진동을 부여하면 된다. 이는 하늘의 명약을 먹는 것과 같다.

돈 한 푼 들이지 않고 아무 때, 아무 장소에서나 하늘 에너지 약을 먹으니 이보다 더 좋은 치료법이 어디 있겠는가. 내게 진동은 병원과 약을 무용지물로 만드는 귀빈이다.

2) 손목 결절종 치료

손목 결절종은 손목에서 돋아 올라오는 종양이다. 크기는 콩알만 한 것에서부터 밤톨만 한 것에 이르기까지 다양하다. 나의 경우 대추알 크기 정도로 올라와 신경이 쓰이곤 했다.

이 병은 덩어리가 만져지는 것 외에 특별히 심각한 증상이 동반되진 않는다. 암 같은 악성 종양도 아니다. 다만 덩어리로 인해 손목 관절을 만지거나 움직이면 다소 불편한 느낌이 따르기는 한다. 또 미관상 좋지 않다. 악수할 때나 책상에 손을 올려놓고 대화할 때 상대방이 툭 튀어나온 혹에 의아한 시선을 건네곤 한다. 그래서 괜히 의기소침해질 수 있다.

병원에 가면 종양 부위를 소독한 뒤 굵은 주삿바늘로 찔러 그 안에 있는 액체를 뽑아내는 방법으로 치료한다. 액체는 젤리나 기름처럼 걸쭉하다. 관절막이나 세포들이 퇴행성 변화를 겪으며 점액을 만들고, 이런 것들이 모여 결절종을 형성하는 것이다.

그런데 그렇게 액체를 뽑아내고 한동안 지나면 다시 결절종이 서서히 자라나서 문제다. 몇 번을 뽑아내도 다시 생겨나곤 한다. 나는 그래서 고민을 거듭할 수밖에 없었다.

의사는 근본적인 방법으로 입원 수술을 권했다. 겉으로 볼 때는 별것 아닌 것 같아도 뿌리가 깊은 질병이기 때문에 수술해야 한다는 것이다. 하지만 수술을 해도 실패할 가능성이 일부 있다고 의사가 말했다. 나는 수술을 포기하고 한동안 더 고민의 세월을 보냈다.

그러다가 진동을 터득하면서 이를 병 치료에 적용했다. 진동을 자유자재로 하다 보면 내 몸 어느 부위에 병증과 부조화가 도사려 있는지 알 수 있다. 진동에 깊이 몰입해 살펴보니 손목 결절종은 나의 오른쪽 뇌와 오른쪽 뒷목, 어깨, 팔의 신경망, 호르몬 이동 등이 부실한 것과 관련 있음을 알 수 있었다.

여러 날에 걸쳐 전신 진동으로 부실한 상황을 개선해 주니 종양 부위에 찌릿찌릿한 자극이 전해지고, 놀랍게도 종양 속의 액체가 손등 위의 정맥을 따라 꿈틀거리며 녹아내렸다. 보아하니 그 점액은 결절 속의 미세한 혈관을 따라서 대청소하듯 흡입되는 듯했다. 그 후 결절종은 다시 생겨나지 않았다.

혹이 올라와 있던 부위는 편평해졌고, 만져도 불편감이 전혀 느껴지지 않았다. 그 일이 있고 나서 5년여의 세월이 흘렀지만 아직도 손목 상태는 안녕하다.

3) 중증 천식에서 해방

천식은 경증과 중증으로 나뉜다. 경증은 스테로이드제 흡입 등을 통해 제어할 수 있지만 중증은 간단치 않다. 중증 천식은 숨 쉴 때 쌕쌕거리는 소리가 들리고, 한밤중에 자칫 숨이 넘어갈 것 같은 공포감이 엄습하기도 한다. 수시로 응급실에 실려 가 위기를 모면하는 환자들도 적지 않다. 현대 의학으로 해결 난망인 난치병이다.

나는 학창 시절부터 시작해 50살 무렵까지 중증 천식으로 무던히도 고생했다. 갑자기 찬 공기에 노출되면 발작이 오기 일

쑤였고, 직장 생활 중엔 질기고 고약한 기침을 하도 많이 해서 직원들이 눈살을 찌푸릴 정도였다. 목구멍에 걸린 가래도 어지간히 나를 괴롭혔다. 호흡이 마비돼 죽을 것 같은 상황에 내몰린 적도 한두 번이 아니었다.

천식은 조상으로부터 물려받은 알레르기 체질과 주위의 유발 인자들이 서로 작용해 면역 체계에 혼란이 생기면서 발생한다. 내 경우는 유전적 요인이 문제였다. 아버지는 생전에 늘 목에서 3, 4번째 척추가 시리다고 호소했다. 동그란 뼈가 너무 차가워 여름에도 그 부분에 이불이나 옷가지를 두르고 잠들어야 할 정도였다.

내가 꼭 그랬다. 동그란 척추 자리에 일 년 내내 야구공만 한 얼음덩어리가 박혀 있는 것 같았다. 그것이 잦은 기침과 천식의 원인임을 알 수 있었다. 우리 가계의 비정상적인 유발 인자였다. 나는 그 얼음덩이가 사고뭉치임을 알면서부터 선친이 평생 용각산을 달고 사신 까닭을 이해할 수 있었다. 도라지로 만들었다는 그 하얀 가루약을 날마다 작은 숟가락으로 입안에 떠 넣곤 하시던 모습이 눈에 선하다.

나는 진동요법 덕분에 그 얼음덩이를 녹여낼 수 있었다. 긴 척추를 따라 진동이 오르내리게 하다가 문제의 척추로 진동을 몰고 가면 뜨끈뜨끈한 기운이 생성된다. 그 기운을 키우고 또 키우다 보면 얼음덩어리가 시나브로 녹아내리게 된다. 시간이 상당히 걸리는 치료법이다.

냉기가 빠진 그 자리에서는 아린 기운이 감돈다. 몇 날 며칠이고 진동을 집중하다 보면 아린 기운마저 가라앉고 척추가 병증 이전의 상태로 돌아간다. 그러면서 기침과 가래, 천명(喘鳴) 등이 함께 자취를 감춘다.

하지만 세파에 시달리며 스트레스를 받다 보면 다시 얼음덩이가 악마처럼 등장하고 숨이 차오른다. 그럴 때 다시 온 정성을 다해 진동을 부여하면 병마가 힘을 잃고 나가떨어진다. 이제 천식은 아무리 강한 녀석도 나의 상대가 되지 못한다.

4) 오십견과 석회화 건염을 물리치다

나이 50살 전후면 반갑지 않게 찾아드는 단골손님이 있다. 오십견과 석회화 건염이다. 나이 든 이 대부분이 이런 질환으로 고생한다. 나도 예외가 아니었다.

나는 40대부터 이런 병으로 고생했다. 어깻죽지가 석고를 발라놓은 것처럼 뭉쳐 아팠고, 어깨 관절막에 염증이 생겨 통증이 따라다니기도 했다. 너무 아파 수면의 질이 뚝 떨어졌고, 뜬 눈으로 밤을 새워 이튿날 근무에 많은 지장이 초래되기도 했다.

어깨 질환은 어깨 안팎으로 흐르는 혈액과 호르몬, 신경전달물질 등의 순환 장애 때문이다. 순환이 잘 안 되다 보면 염증이 생기고 석회 같은 것이 쌓인다. 그것이 통증을 유발하는 것이다. 양방에서는 수술 치료 등으로, 한방에서는 침이나 어혈 제거 등의 방법으로 치료하지만 그 후 자주 재발하는 것이 문제다.

나는 어깨 질환에 대응해 어깨 위쪽, 어깻죽지 깊은 안쪽, 팔뚝 위쪽, 경추 1~3번 부위 등에 골고루 진동을 몰고 다녔다. 온몸을 충분히 이완한 상태에서 동시다발적으로 양어깨 전체 안팎으로 진동이 번져 나가게 했다. 진동을 잠자리에서도, 사무실 의자에서도 했다. 진동이 한바탕 지나가자 통증이 감쪽같이 빠져나갔다. 호르몬과 혈액순환이 개선된 결과일 것이다. 그 후로도 간혹 어깨 질환이 찾아왔으나 그럴 때마다 진동으로 신체를 정상화할 수 있었다.

5) 과민성 대장염과 치질, 장출혈 정지

대장 질환처럼 사람을 난감하게 만드는 병도 드물다. 변이나 항문 등과 관련된 질환이라서 사람들에게 대놓고 말하기가 곤란한 까닭이다.

나는 대변이 묽게 나오는 인생살이를 20여 년간 지속했다. 설사도 아닌 묽은 대변이 나온다는 것은 먹은 것의 영양분을 대장이 제대로 흡수하지 못한다는 의미이다. 장이 무력해진 탓이다. 이런 신체 상태가 몇 달, 혹은 몇 년씩 계속되다 보면 힘이 빠져 얼굴이 창백해지고 허리마저 굽게 된다.

대장이 무력해지면 장출혈이나 치질, 치루, 탈항 등도 따라다닌다. 장출혈은 대변에 피가 섞여 나오는 것이다. 피가 선홍색이면 항문이나 직장, 혹은 대장 끝 부분에서 출혈이, 검붉은 색이면 대장 깊은 곳이나 위장, 소장 등에서 출혈이 생겼다는 의미이다.

나는 선홍색일 때도 있었고, 검붉은 색일 때도 있었다. 한번 증세가 나타나면 피가 무서우리만큼 많이 나왔다. 자연히 얼굴은 백지장처럼 하얘졌고, 누군가가 온몸의 힘을 강제로 빼앗아 간 듯이 두 다리로 버티고 서 있기도 힘들었다.

치질은 치루를 동반한 상태로 괴롭혔다. 병원에 가 보니 조금 더 진행되면 수술이 불가피할 것 같다고 의사가 말했다. 한마디로 대장과 관련한 생태 건강이 온전히 무너진 형국이었다.

그 무렵 진동요법이 아니었다면 내 육체는 아마도 이런저런 대장 질환으로 파탄지경이 됐을 것이다. 진동의 요체가 무엇인지를 깨닫고 난 다음 복부 전체에 강하게 진동을 발생시켰다. 일생 동안 경험해 보지 못한 황홀한 느낌이 뱃속을 감싸는 것 같더니 장 전체가 편안하게 정돈되는 것을 느낄 수 있었다.

그 이후로도 장이 불편을 느낄 때마다 복부 진동에 심혈을 기울였다. 장 건강 증진에 쏟은 나의 정성은 깊이를 헤아리기 힘들 정도다. 그런 정성이 더해지고 더해져 이제는 장의 건강 생태계가 거의 정상화된 느낌이다. 장출혈이 사라졌고, 대장염도 잡혔다. 치질은 더 이상 자라지 않고 오히려 조금 줄어든 것 같아 수술할 필요성이 느껴지지 않는다.

6) 퇴행성관절염 잡혀

나는 등산과 조깅을 즐긴다. 이 둘은 건강을 위한 운동이다. 젊은 시절 고혈압으로 고생하다가 이를 극복하기 위해 시작한 것으로, 이제는 생활의 일부로 자리를 잡았다. 한두 시간짜리 산행을 자주 즐기며, 20킬로미터 이상 주파하는 등산도 연간 30회 정도 한다. 회갑이 다 돼 가는 나이지만 하프 코스 마라톤도 해낼 정도로 무릎이 건강하다.

이런 나도 한때는 퇴행성관절염으로 고생한 적이 있다. 반월상연골판 손상으로 인한 통증으로 계단을 잘 오르내리지 못했으며, 무릎을 펴면 서걱거리는 마찰음이 들리기도 했다. 웬일인지 무릎이 탱탱하게 붓거나 굳어졌으며, 앉아 있는데도 통증이 따라다녔다. 대중교통으로 출퇴근해야 하는 나로서는 눈앞이 캄캄해지지 않을 수 없었다.

만일 진동요법을 터득하지 못했더라면 이처럼 무거운 병 앞에서 내 인생은 어떻게 되었을까. 아마도 지금까지 절망의 늪에서 빠져나오지 못했을 것으로 생각된다. 직장 생활을 지속하지 못했을 가능성도 크다. 위에 적은 여러 고질병이 내 인생을 초토화시켰을 것이기 때문이다.

퇴행성관절염으로 다리가 무너지면 인생도 함께 무너진다. 심할 경우 방안에서도 엉덩이를 질질 끌며 양팔을 다리 삼아 이동해야 한다. 반월상연골판만 손상되어도 지하철 에스컬레이

터가 작동하지 않을 때는 계단 앞에서 그냥 주저앉게 된다.

  그러나 진동요법이라는 놀라운 치료법을 터득하면 인생이 결코 무너지지 않는다. 나의 경험은 이렇다. 무릎에 시멘트라도 발라 놓은 것처럼 뻣뻣하고 무겁던 어느 날, 거실에서 소파에 기대어 진동을 부르고 있는데, 느닷없이 양 무릎으로 굉장한 진동이 도착했다.

  그날의 진동은 하도 강력하여 무릎 부분에서 일이 시작됐는데도 숨까지 차올라 힘들 지경이었다. 그 진동은 처음엔 여리게 시작돼 점점 커지더니 나중엔 엄청난 에너지로 확장돼 무릎을 초토화시킬 듯이 덮쳤다. 하지만 양 무릎에 가해지는 엄청난 강도의 힘과 벅차오르는 숨이 결코 기분 나쁘진 않았다. 되레 나는 그 진동이 굉장한 치유 에너지로 다가온 것이어서 일이 끝나면 증세가 호전될 것을 직감했다.

  대략 20분의 시간이 흐른 뒤 정말 진동이 서서히 가라앉았다. 그러고 나니 뻣뻣하고 아리던 증세가 쑥 빠져나간 것을 느낄 수 있었다. 이튿날 아침 출근할 때는 양다리가 완전히 다른 다리로 변해 있었다. 청년 시절 가볍게 뛰어다니던 팽팽한 다리로 돌아온 것이다.

그 뒤에도 심한 등산 등으로 무릎에 이상 신호가 나타나곤 했지만 그때마다 진동이 구원투수 역할을 해주었다. 다리 전체로 진동을 살려내면 두 다리의 에너지가 고무풍선처럼 빵빵하게 부풀어 오르며 증상이 개선되었다. 무릎 안쪽 깊숙한 곳으로 기분 좋은 자극이 전달되기도 했다. 혈액의 선순환으로 영양 성분이 잘 전달돼 연골 재생에도 도움이 되는 듯했다. 호르몬의 순환 개선도 연골 재생 등 무릎 건강에 효과를 가져다주는 듯했다.

연골은 줄기세포로 치료하기 전에는 재생이 불가능하다는 것이 현대 의학의 입장이지만 나는 거기에 동의하지 않는다. 진동요법만으로도 연골 재생은 식은 죽 먹기다.

지금까지 적은 나의 질병 치유 경험은 100퍼센트 사실에 입각한 것이다. 이들 질병 외에도 수많은 병증을 진동요법을 통해 극복했다. 이제는 진동이 생활화돼 진동을 하지 않는 하루는 생각하기 힘들다.

진동은 나에게 최고의 건강 증진 활동이자 좋은 취미 생활이다. 돈 한 푼 들이지 않고도 결과가 훌륭하니 이보다 더 나은

게 있을 리 없다.

요즘은 진동에 매우 익숙해져 날마다 시시때때로 진동에 젖어든다. 책상 앞에서는 원고를 작성하다가 잠시 숨 돌리는 틈을 이용하여 진동을 부른다. 출퇴근길에는 지하철 역사 플랫폼 의자에 앉아 전동차가 들어올 때를 기다리며 잠깐 진동을 초빙하기도 한다. 버스 정류장에 서서 버스를 기다리는 동안 부르는 경우도 많다.

나는 온몸에 동시다발적으로 진동을 부른다. 그러면 진동은 치유를 해야 하는 곳에 먼저 다가가 막힌 곳을 뚫고 꼬인 것을 푼다. 또 개개풀린 곳은 탱탱하게 조여 준다.

진동은 꿈틀거리듯 일어나기도 하고, 파르르 떨며 다가오기도 한다. 어느 부위에서는 주사를 놓듯 날카롭게 파고들기도 하고, 풍선처럼 팽창되는 느낌을 주기도 한다. 물먹은 솜처럼 먹먹한 느낌으로 다가오기도 한다.

그러나 어느 경우든 기분 나쁘거나 아프지 않고, 편안하며 행복하게 다가온다. 틈틈이 그런 진동에 젖어들면 몸은 조화로움으로 가득 차 건강이 증진되지 않을 수 없다. 피로와 스트레스를 내보내기도 어렵지 않다.

19
세월의 수레바퀴를 거꾸로 돌린 사례

●

　주위에 진동요법을 능숙하게 구사하는 지인이 있다. 60대 중반인 사람이다. 보통은 그 나이면 흰머리가 꽤 나와 있거나, 반대로 대머리 쪽으로 기울거나, 얼굴에 주름살 혹은 검버섯이 얼비치기 마련이다. 그런데 그는 놀랍게도 그런 노화 현상과 거리가 먼 인생을 살고 있다.

　그는 오히려 늘 청년의 모습을 하고 있다. 흰머리가 거의 없는 흑발에서는 윤기가 자르르 흘러내린다. 얼굴 피부는 항상 홍조를 띤 우윳빛으로 광채가 난다. 눈동자는 초롱초롱하고, 치아는 건강하며, 청력도 온전하다. 생기 충만한 외모다. 등산을 함께 가면 젊은 사람처럼 힘차게 산을 타는 모습에 혀를 내두르게 된다.

그가 몇 해 전에 큰딸을 시집보냈다. 결혼식을 올리기 전 상견례 자리에서 신랑 쪽 일가친척이 그를 보고 수군거렸다고 한다. 신부에게 아빠가 안 계셔서 젊은 삼촌이 대신 참석한 것 같다고 오해한 것이다. 나중에 그가 친아버지임을 알고는 모두 어리둥절했다는 후문이다.

한번은 둘째 딸을 데리고 시장에 장을 보러 나갔다. 계산대에서 계산을 하고 돌아 나오려는데, 계산원이 딸 옆에 서 있는 그를 위아래로 훑어보며 물었다.

"도대체 아빠예요, 오빠예요?"

그 말에 스물여덟 살인 딸은 자존심에 큰 상처를 입었고, 그날 이후 둘째 딸은 절대 아빠와 함께 장을 보러 나가지 않았다.

어느 날 그는 볼일이 있어 부인과 함께 주민센터에 들렀다. 거기서 민원서류를 떼어 주던 공무원이 반가운 얼굴로 그에게 친절하게 말했다.

"어머님을 모시고 오셨군요."

부인은 그 말에 크게 충격을 받았다. 사실 외모로만 볼 때

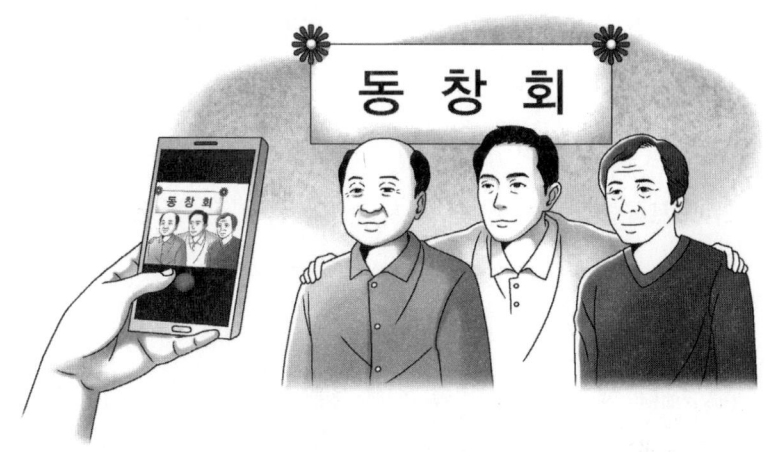

부인은 그와 30살쯤 차이가 나 보인다. 그의 경우에는 특이하게도 노화가 진행되지 않고 있기 때문이다.

내가 보더라도 그는 10년 전보다 지금이 훨씬 더 젊어 보인다. 그러니 부부 사이가 어머니와 아들처럼 여겨지고, 부녀간은 오누이 사이로 착각할 수밖에 없는 노릇이다. 너무 동안(童顔)이어서 동창회에 참석할 때마다 늙은 동창들로부터 부러운 시선을 한몸에 받기도 한다.

왜 이런 일이 벌어졌는가. 그것은 전적으로 진동 때문이다. 그가 진동요법을 일상화한 것은 10여 년 전부터다. 그는 진동을 능수능란하게 운용한다.

일단 진동을 걸면 백회 부위부터 일이 시작돼 긴 척추를 따라 회음부까지, 그리고 복부와 사지로 매우 강력한 진동이 뻗어 나간다고 한다. 마치 휴대전화의 진동이나 드릴의 작동처럼 드르륵드르륵하는 파동이 몸 여기저기를 휘젓는다는 것이다. 그렇게 진동이 한바탕 휩쓸고 지나가면 몸이 새처럼 가벼워지고 원기가 뻗친다고 한다.

날마다 시시때때로 이 같은 과정을 되풀이한다고 생각해 보라. 노화가 정지하다 못해 오히려 회춘하는 현상이 벌어지지 않겠는가. 내가 객관적으로 판단할 때 그는 120세를 훌쩍 넘기고도 남을 인물이다.

그에게는 건강상 타고난 단점이 있었다. 유전자 지도상 오장육부 중 콩팥과 심장 계통이 비교적 약한 것이다. 그러나 이 같은 한계를 진동 치료로 훌륭히 해결하고 있었다. 그는 취약한 신장 기능 때문에 젊어서부터 허리가 좋지 않았다. 그런데 진동이 회음부로부터 척추를 따라 강력하게 휘저은 뒤로는 허리와 신장 기능이 현격히 상승했다. 심장 계통이 취약하다 보니 콜레스테롤 수치가 정상 범주를 벗어나곤 했지만, 이 문제도 진동이 해결해 주었다.

술을 마실 때도 그의 주량을 당해낼 자가 없다. 간밤에 소주 예닐곱 병을 비워 내고도 이튿날 새벽부터 아무런 취기를 느끼지 않는다는 듯이 근무한다. 어떻게 이런 일이 가능할까.

해답은 역시 진동에 있다. 음주 후 진동을 걸면 몸 안의 술이 육각수나 약수처럼 좋은 에너지장의 물로 바뀐다. 조화로운 에너지의 파동이 몸에 접속하기 때문이다. 그로 인해 음주 전보다 힘이 더 뻗치는 경우도 발생한다. 그래서 술을 너무 자주 마시게 되는 문제가 발생한다며 너스레를 떤다. 되레 그게 고민이라는 그의 말에 주위 사람들은 어처구니없다는 반응을 보였다.

20
환자의 치유 체험기

다음의 치유 체험기는 진동요법을 통해 병을 극복한 이들의 경험담이다. 글쓴이의 비밀 유지를 위해 이름은 모두 가명으로 처리했음을 밝힌다.

1) 7가지 난치병 해결

◉ 김이화(55, 경기 화성시 봉담읍)

▶ 진동 체험일: 2013년 1월 5일

▶ 주요 증상

① 잦은 편두통

② 정수리를 손가락으로 눌렀을 때 통증
③ 목 뒷덜미 쪽의 뻣뻣함과 통증
④ 관자놀이 통증
④ 양쪽 어깨의 통증, 특히 왼쪽이 더 심함
⑤ 항상 목이 무거운 느낌
⑥ 목을 위아래와 좌우로 돌릴 때 뿌드득하는 소리와 통증, 모래 비비는 소리도 들림
⑦ 피곤을 거의 잠으로 해결하는 상태
⑧ 수시로 오는 오랜 위염 증상, 즉 소화불량, 속 쓰림, 답답함
⑨ 하체가 상체에 비해 근력이 떨어짐
⑩ 골밀도가 정상치보다 매우 떨어지는 상태

▶ 진동 체험 시작

처음 진동 이야기를 들었을 때부터 우리 몸에는 보이지 않는 기와 에너지가 있다고 생각했기에 거부감은 들지 않았다.

체험한 사람들의 이야기를 듣고 나도 경험해 보고 싶다는 마음이 커졌다. 그러나 생각만큼 쉽지 않았다.

가장 편안한 상태로 자리에 누워 생각과 마음을 모아 보니,

아, 소소한 일상의 잡념이 어쩌면 이렇게도 많이 따라다니는지.

'빨래를 널어야 하는데, 밥은 남아 있는지, 반찬은 무얼 할까, 내일이 세금 내는 마지막 날인가, 자동차 주유를 해야 하는데, 아이 학원도 들러야 하고, 남편 양복도 세탁소에 맡겨야 하는데……'

정말 일분이나 집중이 되었는지 의심스러울 정도였다. 마치 잡생각을 하려고 누워 있는 것 같은 생각마저 들었다. 이렇게 현재에 집중하지 못하고 다가올 앞일에 대해 염려하다니. 번잡함의 극치였고 자괴감까지 생겨났다.

'진동을 체험할 수 있는 사람이 따로 있나 보다. 나는 안 되는구나. 나같이 평범한 사람은 느낄 수 없는 세상이구나.'

그러면서도 절박한 마음, 간절한 마음이 없는 내 모습을 반성하기도 했다.

부럽지만 체험할 수 없는 진동의 세계. 내가 느낀 것은 커다란 바위가 앞을 턱 막아선 낭패감이었다. 그러면서도 매일 소망했다, 진동의 소식을.

그러던 어느 날이었다. 그날 밤도 잠자리에서 이런저런 생각에 빠져, 진동이 오기를 기다리다가 잠이 들었다. 얼마나 잠을 잤을까. 문득 깨어 시계를 보니 새벽 3시였다. 반쯤 젖힌 커튼 너머에는 아직도 한겨울 칠흑 같은 어둠이 웅크리고 있었다. 내 몸은 물먹은 솜처럼 노곤하고 먹먹한 상태였다.

나는 다시 잠을 청하며 속으로 '진동, 진동……' 하고 되뇌었다. 아픈 목과 어깨를 따라 진동이 일어나는 것을 아리송한 의식 속에서 상상했다. 그 순간 갑작스럽게 내 몸이 제멋대로 움직이기 시작했다. 진동이 시작된 것이다.

와우! 이런 신기하고 신비스러운 일이 내게 발생하다니. 나는 감격에 겨워 진동에 몸을 내맡긴 채 희열에 젖어들고 있었다.

▶ 진동의 진행

내가 그 뒤로도 여러 차례 체험한 진동은 다음과 같은 양태로 다가오곤 했다. 그때마다 누군가가 옆에서 내 몸을 치료해 주고 있다는 느낌이 들었다.

① 목 아래로 팔을 넣어 들어 올리고 있다.
② 양어깨도 함께 따라 올라간다.

② 머리 위쪽에서 최대한 쭉 잡아당기고 있다.

④ 내가 할 수 없는 정도까지 팔다리가 펴진다.

⑤ 다소 아프기는 하지만 참을 수 있는 정도다.

⑥ 신체 부위가 어느 순간 부르르 떨다가 탁 놓인다.

⑦ 하품이 반복되면서 눈물이 계속 난다.

⑧ 사지를 잡고 전후좌우로 잡아당기니 전신 마사지하는 기분이다.

⑨ 항문의 수축과 이완이 계속된다.

⑩ 순한 방귀가 계속 나온다.

⑪ 척추를 따라 하나씩 아래로 내려오면서 누르고 있다.

⑫ 상체가 들리는 느낌일 때 하체의 양다리도 함께 올라가니, 자리에서 들려 있는 느낌이다. 심하면 공중부양도 하겠다는 생각이 스친다.

⑬ 엉덩이가 저절로 수축과 이완을 반복한다.

⑭ 허벅지 부분이 전기 자극을 받을 때처럼 내 의지와 상관없이 수축과 이완을 반복한다.

⑮ 무릎을 톡톡 치거나 주무르는 느낌이 온다.

▶ 진동 체험 시 내 모습

① 가장 편안하게 큰대자로 눕는다.

② 최대한 조용하고 평안한 마음을 가진다.

③ 의식을 양쪽 엄지발가락으로 향했다가 점점 위로 끌어올린다.

④ 따뜻한 느낌이 온다고 생각하면서 진행한다.

⑤ 무릎, 배, 가슴을 지나 양쪽 손가락 끝에서 끌어올린 따뜻한 느낌을 합류시킨다.

⑥ 목과 얼굴의 정중앙을 따라 의식을 모은다.

⑦ 이마의 정중앙에 잠시 머물며 다시 한 번 의식을 모은 다음, 좌·우뇌로 이미지화하면서 통과한다.

⑧ 기쁘고 안정된 마음으로 꼬무락거리는 뇌를 그려 본다.

⑨ 뒷덜미, 척추를 따라 발끝까지 마음이 가닿게 한다.

⑩ 위와 같은 과정을 반복한다.

⑪ 서두르지 않고 나의 몸을 멀리서 바라보는 자세로 본다.

⑫ 조용한 잠잠함이 인위적인 의식을 내려놓게 한다.

⑬ 잡념이 올라오면 그대로 지켜본다.

⑭ 진동으로 차 있는 몸을 관찰자의 시선으로 바라본다.

⑮ 고요한 행복감에 미소 짓는 나를 아주 짧게 보았다. 절정의 순간이었다.

▶ 필자 진단

위 환자는 의학적으로 대략 7가지 증상을 달고 다녔다. 수십 년 된 고질적인 두통에서부터 목 디스크, 견비통, 만성 위장병, 30년 묵은 허리 통증, 골다공증, 하지정맥류 등이다. 양·한방병원을 들락거리며 아무리 치료를 받아도 잘 낫지 않던 증상들이었다.

이들 증상이 진동을 터득한 뒤 한 달여 만에 대부분 통제되었다. 의사들은 믿지 못하겠지만 이는 엄연한 사실이다.

환자는 국립 의과대학 간호학과를 나와 종합병원에서 간호사로 수년간 근무한 사람이다. 그런 그녀가 현대 의학으로 해결하지 못한 질환을 진동으로 물리친 뒤 깨달은 바가 있다.

바로 병은 '조화로움'을 불러 '부조화'를 밀어낼 때 물러간다는 사실이다. 또한 서양의학의 기계적인 치료 방법으로는 질병을 근원적으로 치료하는 데 한계가 있다는 점이다.

이 환자가 진동을 터득하기까지는 무려 4년여의 세월이 걸렸다. 그동안 그녀는 이런저런 방법을 시도했다가 실패하곤 했다. 그럴 때마다 필자는 갖은 정성으로 도움말을 주었다. 진동에 성공한 다른 이들의 사례도 소상하게 들려주었다.

환자는 오래도록 진동이 걸리지 않아 끝내는 여러 차례 포기하기도 했다. 마지막에는 6개월 이상을 방치했다. 건강은 점점 더 악화됐다.

그러던 중 2013년 정초 필자가 그녀를 다시 지도했다.

"어깨와 목이 몹시 아프다고 했는데, 한번 양어깨와 팔을 따라 물결 모양의 상상을 해보세요. 어깨와 팔이 물결처럼 일렁이는 상상을 골똘히 하다 보면 실제로 그렇게 되는 수가 있어요."

이 충고는 주효했다. 침대에서 실제 그런 상상을 하니, 느닷없이 가슴과 어깨와 팔이 브레이크 댄스를 추듯 움직이기 시작했다. 닭 목을 잡아당기듯 어떤 힘이 머리를 잡아 빼고, 가슴이 들썩거려지며 진동했다.

머리가 번쩍 들렸다가 툭 떨어지는 현상도 반복됐다. 이는 어깨 질환과 목 디스크, 만성 두통 등을 해결하기 위해 다가온 현상이다.

그뿐만이 아니다. '어어……' 하는 사이에 허리가 역(逆) 브이

(V)자 형태로 꺾이며 치솟더니 잠시 후 바닥으로 툭 떨어지는 현상도 되풀이됐다. 이는 허리 질환을 물러가게 하려는 에너지 현상이다.

환자는 필자 앞에서도 진동을 시연해 보였다. 그녀의 복부에서 물결 모양의 진동이 수차례 되풀이됐다. 외관상으로도 옷이 꾸불꾸불하게 움직일 정도였으니, 진동의 강도가 무척 세었음을 짐작할 수 있었다. 허리 질환과 함께 만성 위장 질환을 낫게 하려는 움직임이다.

허벅지와 종아리 쪽에도 심한 진동이 수반됐다. 입고 있던 운동복 바지가 출렁거릴 정도였다. 발목이 가만히 있는데도 종아리와 허벅지가 출렁거린다는 것은 '장난삼아 하는 몸짓이 아님'을 말해준다. 골다공증과 하지정맥류가 야금야금 치료되는 순간이다.

이 같은 진동 몇 차례로 평생을 따라다니던 만성 질환들을 감쪽같이 통제하는 것을 보고 나도 감탄사를 쏟아내지 않을 수 없었다. 이제 그녀는 진동을 능수능란하게 할 줄 아는 사람이 되어 남을 가르치는 위치에까지 올랐다.

2) 기지개와 소름, 전율로 입문, 즐기듯 연습하면 누구나 가능

● 장국한(55, 서울 서초구 반포동)

도대체 어떻게 하면 그 경지에 이르게 될까? 진동요법에 대해 처음 이야기를 들었을 때 가장 먼저 든 생각이다. 이는 입문을 원하는 사람이라면 똑같이 갖는 의문일 것이다. 아쉽게도 아직은 과정과 요령이 정립된 게 아닌 듯하다. 사람마다 각기 다른 체험을 이야기하기 때문이다.

나는 그 원리와 이론에 대해 비교적 상세하게 설명을 들은 사람 중 하나다. 모든 내용이 기억나지는 않지만 공감이 가는 부분이 있었다. 사람은 아주 작지만 분명한 우주 일부분으로서 우주의 기운과 함께 공명을 한다는 것, 그 공명을 받아들이면 잘못된 습관과 주변의 스트레스로 뒤틀린 몸이 다시 질서를 잡아 정상적으로 돌아올 수 있다는 이야기였다.

하지만 역시 뜬구름 잡는 이론에 불과했다. 진도가 영 더디게 나가던 중 결정적으로 눈을 뜬 계기가 있었다. 사람의 몸이 어떻게 진동을 하게 되는지 동영상을 통해 확인한 후였다. 보일 듯 말 듯 작지만 팔다리 등 온몸에 연속적인 떨림이 나타나는 게 확실했다.

이후 나름대로 진동 현상을 발현케 할 방법을 찾아보았다. 처음으로 시도했던 방법은 버스(지하철보다는 진동이 더 크므로)에 탑승해 엔진의 떨림에 몸을 맡겨 보는 것이었다. 비슷한 체험을 할 수는 있었지만 버스에서 내리면 끝이었다. 하지만 그 느낌을 짐작하는 데 도움이 됐을 것으로 생각한다.

다음으로는 억지로라도 몸의 떨림 현상을 만들어 보는 것이었다. 기지개를 켜면 일시적으로나마 진동이 나타난다. 그리고 '소름'도 하나의 방법인 듯했다. 조용히 편한 자세로 앉아서 인간의 사고를 초월한 장대한 우주를, 그리고 그 속의 보잘것없는 존재인 나를 그려 본다. 부르르 소름이 끼친다. 이때 안드로메다 성운에서 출발한 한줄기 레이저가 날카롭게 정수리에 내리꽂힌다. 감전된 듯 온몸에 전율이 일면서 진동이 시작된다. 이것일까?

오래전 잠시 다녔던 교회, 그곳 부흥회 자리에서 '은혜'를 받아 방언을 하며 온몸을 떨어 대던 신도를 본 적이 있다. 치유의 기적이라는, 그런 과정에서 나타나는 현상일 수도 있겠다는 생각이 들었다.

한번 길이 열리니 다음 과정은 그리 어렵지 않았다. 특히 이른 아침, 잠에서 덜 깬 비몽사몽 상태에서 의도적인 진동이 쉽게 찾아왔다. 이때는 그냥 몸을 내던지듯 맡기면 자기가 알아서 진동이 지속되었다. 평소 결림이 잦았던 어깻죽지와 쇳소리가 들리곤 했던 오른쪽 귀를 중심으로.

우연의 일치인지 그 효과인지는 아직도 알 수 없다. 분명한 것은 피곤할 때 나타나던 귀울림과 순간적으로 아찔하면서 중심을 잃던 어지럼증이 확연히 줄어든 것이다.

요즘은 요령이 생겨 때와 장소를 가리지 않고 진동을 불러올 정도가 됐다. 무리했거나 술이라도 퍼마신 다음 날이면 조용히 앉아 즐기듯 몸을 맡긴다. 그러고 나면 훨씬 개운해진다. 진동요법은 부조화로 인해 나타나는 질병을 다스려 주는 비방인데, 이런 좋은 처방을 겨우 피로 회복용으로 사용하고 있는 나는 닭 잡는 데 도끼를 쓰고 있는 셈이다.

▶ 필자 진단

위 환자는 간 기능이 극도로 쇠약해 얼굴은 검은색을 띠고 있고, 시력도 많이 약해진 상태였다. 기립성 저혈압 증세와 오른쪽 귀의 이명으로 오랫동안 고생하기도 했다.

그가 필자의 지도로 진동요법을 터득하기까지는 1년여의 세월이 소요됐다. 긴가민가하며 잘 따라오지 못하던 그를 위해 정성을 다해 지도했다. 다행히 그는 이 세상의 근본 바탕이 진동이며, 진동요법을 통해 많은 질병을 고칠 수 있다는 필자의 말을 매우 신뢰하고 있었다.

그러던 그가 부단한 시행착오를 거치더니 결국 진동을 터득했다. 그 후 그는 출퇴근 지하철 안에서나, 직장에서나, 휴일 낚시터에서나 진동을 즐기는 생활을 계속했다. 거무튀튀하던 그의 얼굴은 몇 달 만에 흰빛이 많이 가미된 색조로 바뀌었으며, 끈질기게 따라다니던 이명과 어지럼증도 감쪽같이 사라졌다. 오른쪽 머리 전체와 등판의 척추 신경 부위로 진동이 집중됐다고 하는데, 아마 그의 치료를 돕기 위한 떨림 현상이 아니었던가 싶다.

그는 사람들과 식사를 하거나 커피를 마시는 자리에서도 홀연히 진동에 심취한다. 잠깐 진동의 마사지를 받는 동안 그의 팔뚝에서는 맥이 툭툭 튀는 현상이 관찰되기도 한다. 그 모습에 사람들은 의아한 시선을 드리운다. 그에게서 하늘의 치료가 이뤄지고 있다는 사실을 사람들이 모르는 게 안타까울 뿐이다.

3) 장장 4시간 동안의 황홀한 진동

● 박일혁(52, 경기 화성시 봉담읍)

파동은 귀한 손님이다. 그런 만큼 진실한 마음으로 정성껏 맞이해야 한다. 토·일요일 이틀간 손님을 불렀으나 웬일인지 뚜렷하게 나타나지 않았다. 간혹 그럴 때가 있다. 내 심신이 온전히 준비되지 않은 탓이다.

월요일 출근해 일과를 마치고 일찍 퇴근했다. 밤 11시쯤 잠자리에 들어 몸과 마음을 다 내려놓고 등에 의식을 고정했다. 그때 바로 경추 어딘가에서 진동이 등장했다. 정성껏 온양하자 진동은 강도가 세졌다.

그러다가 진동이 등판 전체를 뒤덮었다. 목부터 꼬리뼈 부근까지. 파동은 경추의 한 지점에서 심장의 펄떡거림처럼 출발해 등 전체에서 잔물결처럼 출렁거렸다.

새벽 3시까지 장장 4시간가량을 쉬지 않았다. 나는 비몽사몽간에 긴 시간을 그렇게 누워 있었다. 행복 에너지 샤워가 침대 속에서 이뤄지고 있었다.

수면 시간은 4시간에 불과했고, 그것도 숙면이 아니었지만,

새벽에 일어나자 몸은 매우 가벼웠다. 상반신에 유익한 호르몬이 걷잡을 수 없이 흐르고, 혈액도 충분히 공급된 덕분이다. 진동이란 손님이 경혈과 경락을 뚫어준 결과 나타난 현상이다.

가히 하늘의 묘약을 먹은 기분이었다. 우주의 본질에 진실로 접속할 때 나타나는 결과였다. 참으로 신묘한 체험이었다.

4) 강한 진동으로 복부의 불편함이 씻은 듯이 빠져나가

● 강유일(45, 서울 송파구 문정동)

진동이 잘 발현되는 신체 부위는 사람마다 다르다. 내가 잘 아는 한 사람은 심장, 등, 눈 부위에서 진동을 잘 느낀다.

나는 뇌와 등, 심장, 다리에서 잘 느끼는 편이다. 복부는 상대적으로 기감이 잘 전달되지 않는다. 태양신경총이 있는 복부에서 잘 느끼는 이들이 적지 않은데, 나는 그렇지 않다. 이는 사람마다 체질과 특성이 다른 탓이다.

그렇긴 해도 옅은 느낌으로 복부 진동을 체험하는 경우가 있다. 어젯밤이 바로 그런 경우다.

어제는 웬일인지 배 아래쪽에 불편한 느낌이 머물러 있었다.

그런 느낌을 밀어내야겠다는 생각으로 해당 부위에 의식을 집중했다.

'마음의 접촉'은 불과 몇 초 만에 손님을 등장시켰다. 손님은 옅은 물안개처럼 불편한 부위를 감쌌다. 손님에게 진동으로 바뀌라고 주문하자 가녀린 파동으로 변했다.

오랜 시간 진드근히 가냘픈 파동을 지니고 있었다. 더 세어져라, 더 세어지라고 주문했지만 강도는 그대로였다.

그러다가 어느 순간 느닷없이 고강도의 율동이 시작됐다. 그때부터는 내 의지와 상관없이 센 진동이 다가왔다. 마치 진동으로 전환한 휴대전화가 울릴 때처럼.

그런 진동은 대여섯 번 작동하다가 수그러들고 또 작동하곤 했다. 모두 5회전을 반복적으로. 이 같은 진동은 복부에서 멈추더니 이내 왼쪽 허벅지로 옮겨 가서 한 번 더 몰아쳤다.

진동이 모두 끝나고 현실로 돌아왔을 때 복부의 불편함은 씻은 듯이 빠져나간 상태였다.

5) 피부 미용 효과에 최고

● 신길자(43, 서울 서대문구 미근동)

요즘 미용 진동기가 인기다. 건전지 등을 넣어 작동하는 진동기를 피부 화장에 도입해 미세 진동으로 화장품의 흡수율을 높여 주는 것이다. 이 기기는 파운데이션, 마스카라 등 메이크업 종류에서 에센스 같은 기초 화장품으로 확장되어 활용도를 점점 넓혀 가고 있다. 피부 진동을 통해 화장품의 흡수율을 높일 수 있다는 데 착안한 것이다.

그런데 진동요법을 체험하면 굳이 진동기 같은 것을 사용할 필요가 없다. 목과 볼 등 피부를 따라 진동을 부여할 수 있기 때문이다. 이때 진동은 잔잔한 물결처럼 얼굴 여기저기로 옮겨 다닌다. 이 같은 진동을 10~20분 하고 나면 피부가 맑아지고 얼굴 전체에는 윤기가 흐른다. 굳이 화장품을 사용할 필요가 없는 최고의 천연 화장법이다.

피부가 망가지는 가장 큰 원인은 신체 부조화이다. 만성 질환이 있을 경우 피부 노화에 가속도가 붙는다. 그러므로 틈틈이 부분 진동이나 전신 진동으로 신체의 활력을 높이면 자연히 피부도 좋아진다. 이는 내적인 화장법이라 할 수 있다.

6) 기억력이 돌아왔고 고혈압 약도 끊었다

◉ 남기민(64, 경기 수원시 오목천동)

수년 전부터 기억력이 급격히 감퇴했다. 매일같이 만나는 사람 이름이 갑자기 떠오르지 않기도 했다. 아파트 현관문 비밀번호를 잊어버려 추운 날씨에 집에 들어가지 못하는 등 낭패를 당한 일도 한두 번이 아니다.

그런데 진동요법으로 뇌 속 진동을 부여하는 데 성공하면서부터 상황이 호전됐다. 뇌 전체를 기가 가득 감싸거나 파동이 뇌 구석구석을 건드리자 기억력이 돌아온 것이다.

나는 요새 수시로 뇌 진동을 부른다. 이것보다 재미있는 취미 생활은 없다. 집에서든 길거리에서든 진동을 부르면 요 녀석은 금방 나타나 재롱을 떨 듯 율동을 한다. 뇌가 다시 젊어져 가는 기분이다.

뇌 진동을 한 뒤로 고혈압 약도 끊었다. 백회 부분의 강한 진동이 침이나 뜸 이상의 효과를 가져와 좋은 변화가 온 것이다. 본래 백회는 한방에서 고혈압 치료를 하는 중요한 침·뜸자리다. 뇌 진동이 한방 치료 이상의 효과를 가져다주는 것이 신기할 따름이다.

지금 방식대로 산다면 앞으로도 계속 고혈압 약을 복용할 일이 없을 것 같다.

7) 이명이 사라졌다

● 홍순미(38, 세종시 조치원읍)

귀에서 소리가 들린 것이 벌써 여러 해다. 처음엔 풀벌레 소린가 보다 하고 무시했다. 그런데 일주일이 지나고 한 달이 가도 풀벌레 우는 것 같은 소리가 사라지지 않았다. 나중에는 그 소리가 무척 커졌다. 밤마다 잠을 설쳐 다음 날 직장 생활이 너무 힘들었다.

병원 치료도 받았지만 의사는 해결책을 가져다주지 못했다. 그러는 사이 스트레스로 체중은 자꾸 줄고 얼굴 피부도 거칠어졌다. 더 큰 문제는 이명이 난청까지 초래한 것이다. 왼쪽 귀가 잘 들리지 않는 지경이 되자 난 미칠 것 같은 심정이 되었다.

그러다가 접한 진동요법은 내게 구세주가 되었다. 머릿속을 중심으로 몸 곳곳에 진동을 붙이니 그렇게 나를 괴롭히던 귓속 울림이 차츰차츰 잦아드는 게 아닌가. 이명은 닷새 만에 언제 그랬느냐는 듯이 깨끗이 사라졌다. 소리가 잘 들리지 않던 왼쪽 귀도 청력을 많이 회복했다.

진동은 종합 처방 약인 것 같다. 비용 한 푼 들이지 않고도 난치병을 해결해 주고 몸에 힘을 붙여 주니, 가난한 환자들에겐 그야말로 구세주다.

8) 감기 치료에도 효과적

◉ 김기훈(55, 경남 산청군 산청읍)

감기는 바이러스가 원인이다. 그러므로 바이러스가 죽지 않는 한 물러가지 않는다.

진동으로 바이러스를 죽일 수는 없다. 진동은 신경성 질환이나 성인병에 잘 듣지만 바이러스로 인한 병에는 잘 통하지 않는다. 간염균이나 말라리아 등도 마찬가지다. 그러나 이들 질환을 상당 부분 다스릴 수는 있다.

감기가 침범하면 몸 안에 감기 기운이 머문다는 것을 느낄 수 있다. 어깨 전체가 냉하거나 기관지, 폐가 잦은 기침으로 아프거나 목 천장이 따가운 것 등이 그것이다. 이들 부위에 진동을 발생시키면 증세를 완화하는 데 도움이 된다.

가령 감기로 인한 어깨, 가슴 등의 냉증은 그 부위에 진동을 깊숙이 집어넣어 계속 유지하면 냉증이 콧물 등의 형태로 빠져 나가면서 증세가 약해진다. 나는 이런 방법으로 감기와 싸워 효과를 본 경험이 있다.

21
진동 정보

●

1) 하늘의 침상, 하늘의 손길

　진동을 하는 순간은 하늘의 손길에 자기 육체를 맡기는 것과 같다. 몸 기능을 거의 정지시켜 하늘의 침상에 눕히는 것이다. 그러면 하늘의 자애로운 손길이 다가와 잘못된 것을 바로잡아 준다. 이는 태초부터 있어 온 치유의 손길이다.

　진동을 경험하지 못한 이들은 '무슨 귀신 씨 나락 까먹는 소리냐'고 반문할지 모른다. 그러나 유경험자들은 이 말을 금방 이해한다. 인간의 인위적인 손길과 치료 도구로는 결코 진동 치료와 유사한 결과를 가져올 수 없다. 구부러지고 뒤틀린 에너지를

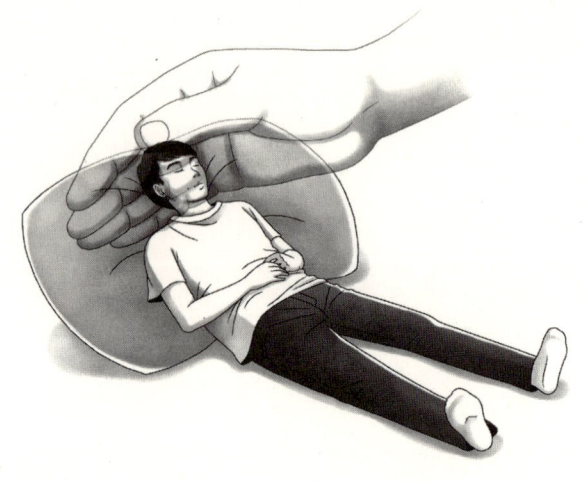

정상화하려면 완벽하고 조화로운 에너지를 접속시켜야 한다. 그 에너지가 진동이다. 하늘의 이치와 조화가 아니고서는 그런 황홀한 에너지 창출이 불가능하다.

어찌 보면 이는 창출하는 것이 아니다. 차라리 온 누리에 충만해 있는 이 훌륭한 에너지를 체험하는 것에 불과하다고 말하는 게 옳다. 사실 이 치유 에너지는 까마득한 과거로부터 미래에 걸쳐 온 천지가 차도록 넘쳐 있다. 자만심이나 지나친 욕심 따위가 인간의 육체를 그 세계로부터 격리해 놓았을 뿐이다.

모든 욕망과 생각을 내려놓고, 육체까지 내다 버리는 심정으로 하늘에 자신을 맡기면 문제는 의외로 쉽게 풀린다. 어떻게 해서든 모든 것을 버려야 한다. 그러지 않고는 하늘의 침상에 오를 수 없으며, 하늘의 손길은 더더욱 느낄 수 없다.

2) 병원과 약에 목을 맨 환자들

병원 침대에서 의사나 약에 목을 매고 치유를 기다리는 환자들, 또 닭장 같은 노인 요양원 침상에서 기약 없이 시간을 죽이고 있는 사람들, 이들은 물리적인 방법이 아니고는 자신의 병을 치료할 수 없다고 믿는다. 생각을 바꾸면 다른 방법이 있는데 구태여 찾으려 하지 않는다.

병원 침대 위에 멍하니 누워 있느니 차라리 진동이나 기 수련을 해보는 게 낫지 않을까. 노인 요양원 환자들도 기 운행이나 진동을 터득하면 삶의 질은 대번에 달라진다.

그러나 이 나라의 의료 체계는 진동 치료를 받아들이지 않을뿐더러 환자들조차 물질세계에서만 답을 찾으려 하니 안타깝다. 병이 나면 무조건 약국이나 병원으로 달려간다. 약과 의사를 지나치게 맹신하는 게 문제다. 언제쯤이나 이 같은 잘못된 치료 관행과 생각이 바뀔지.

진동이나 기 수련에 능통한 이들은 병에 걸려도 병원이나 약국을 드나들지 않고 스스로 해결한다는 사실을 알리는 게 시급하다.

3) 진동을 잘하는 사람과 잘 못 하는 사람

진동을 잘하는 사람이 있는가 하면, 잘 못 하는 사람도 있다. 선천적으로 사유하기를 좋아하거나 내면적인 성향인 사람은 진동을 잘 달성한다. 반대로 외향적이거나 다분히 물질적인 사람은 진동에 관심이 없으며, 진동을 시도하더라도 실패하기 십상이다. 진동을 잘할 수 있는 근기(根機)를 타고난 사람이 유리한 입장이다.

지능지수가 높다고 해서 진동을 잘 달성하는 것도 아니다. 머리가 좋아도 현실적이고 물질적인 데 관심이 지나치게 쏠려 있으면 진동과 거리가 멀다. 지능지수는 보통이더라도 육체와 물질을 떠나 명상 혹은 종교 세계에 깊이 몰입할 수 있는 사람이라면 진동과 친화력이 있다고 볼 수 있다. 일례로 기도를 깊이 하는 데 익숙해진 사람은 진동을 쉽게 달성한다. 기초 훈련이 잘된 상태여서 진동을 쉽사리 터득하는 것이다.

그러나 근기와 철학적 기초가 약한 사람이더라도 정성과 노력을 최대한 기울이면 어느 정도 신호가 올 수 있다. 이는 지능지수가 낮은 사람도 죽기 살기로 노력하면 일정 수준까지 성적을 올릴 수 있는 것과 같은 이치이다.

중병에 걸린 사람도 진동이 잘 걸리는 경향이다. 특히 병원에서 치료가 안 돼 죽음이 저만큼 다가온 것 같은 상황이라면 진동이 쉽게 걸린다. 마음이 다급해 지푸라기라도 잡아야 하는 심정이기 때문이다.

그러나 아주 건강한 사람은 진동을 체험하기가 쉽지 않다. 이런 사람은 신체가 조화롭기 때문에 진동 치료를 해야 할 까닭이 없다. 다만 그런 사람도 정성을 다하면 아주 여리고 고운 진동은 느낄 수 있다. 건강한 이가 이런 요법을 매일 실천하면 장수한다.

4) 선천지기를 되살린다

선천지기(先天之氣)란 선천적으로 부모에게서 물려받은 기운, 즉 생명의 근원이 되는 기운이다. 다시 말해 적정 체온 유지와 오장육부의 자율적인 움직임, 전신의 혈액 및 호르몬 순환 등을 관장하는 힘이다.

인간은 나이를 먹으면서 일과 스트레스에 치이고, 그러다 보면 이 기운이 점차 고갈된다. 이 기운이 다하면 죽을 수밖에 없다. 소실되는 선천지기를 벌충하기 위해 음식과 약을 먹고 운동을 하기도 한다. 음식과 약은 후천지기(後天之氣)를 만드는 요소다. 후천지기를 생성해 줄어드는 선천지기를 대체하는 것이다.

그렇더라고 선천지기가 본질적으로 고갈되면 다시 보완되지 않는 경우가 있다. 남자의 경우 발기력이나 사정 능력을 상실한 경우가 대표적이다. 여자는 질이 메마를 대로 메말라 성생활이 불가능한 경우가 그렇다. 그리고 인생의 허리가 꺾이듯 기운이 쇠잔한 사람들도 선천지기가 사라진 이들이다.

이들의 경우 전신 진동을 유도하면 선천지기를 상당 부분 되살릴 수 있다. 심신을 완전히 무장 해제해 전신의 경혈과 경락을 건드리면 변화가 다가온다. 진동이 몸을 타고 다니며 막힌 곳을 열고 뭉친 곳을 풀면 힘이 솟게 된다. 어떤 경우에는 사지와 몸통이 연체동물의 몸처럼 흐느적거리며 풀리기도 한다. 이 과정을 거치면 한동안 죽어 있던 '남성'도 불끈 일어선다.

보약으로도, 장침으로도 일으키지 못하는 선천지기를 되살리는 방법은 진동밖에 없다.

5) 호르몬과 혈액, 신경전달물질의 생성과 순환

호르몬은 인체의 일정 부위에서 분비돼 혈액을 타고 표적기관으로 이동하는 일종의 화학물질이다. 자동차의 윤활유와 같은, 인체의 생명 물질이다. 종류가 다양한데 모두 신체의 성장, 발달과 대사를 돕고 항상성을 유지하는 데 중요한 역할을 한다.

예를 들어 프로락틴은 여성이 임신했을 때 유방에서 젖을 만들도록 도와주고 성적 욕구를 감소시킨다. 성장호르몬은 신체의 성장을 촉진한다. 갑상샘호르몬은 체온과 신체 대사의 균형을 유지하는 역할을 한다. 부갑상샘호르몬은 뼈의 칼슘 흡수를 돕고, 남성호르몬은 이차성징 발현에 영향을 준다. 노르에피네프린은 혈압 조절에 중요한 역할을 한다.

인간이 '세월의 갈기'에 얻어맞으면 이러한 호르몬의 생성, 순환이 방해를 받는다. 이러한 방해 작용을 최대한 누그러뜨릴 수 있는 게 진동요법이다. 진동에 젖어 있으면 누구나 몸 여기저기서 호르몬이 꿈틀꿈틀 솟아 나와 휙휙 이동하는 것을 느끼게 된다.

혈액과 신경전달물질도 마찬가지다. 혈액은 온몸을 돌면서 영양소와 산소, 호르몬을 공급하고, 반대로 노폐물을 운반해 배출한다. 외부의 병원체에 대한 방어와 체온 조절 기능도 담당한다. 신경전달물질은 뇌를 비롯한 체내의 신경 시냅스에서 분비되어 신경세포 등에 정보를 전달한다. 한 개의 신경세포는 수천, 수만 개의 신경세포와 정보를 주고받는데, 이 일을 맡고 있는 주역이 신경전달물질이다. 현재까지 뇌에서만 해도 도파민, 세로토닌 등 40종류의 신경전달물질이 나온다는 사실이 밝혀졌다. 인체의 항상성 유지에 중요한 역할을 하는 물질이다.

그런데 세월과 세파에 짓눌리다 보면 이러한 혈액과 신경전달물질의 생성과 흐름이 막힌다. 이로 인해 자연스럽게 우리 몸의 중요한 작용이 부실해져 질병이 발호하고 노화가 촉진하게 된다.

이 같은 부작용을 줄이는 방법 역시 진동요법이다. 진동을 유도하면 혈액이 몸 구석구석으로 따뜻하게 이동하는 것을 생생하게 깨닫게 된다. 혈액 흐름의 정체로 인한 염증과 그로 인한 질병을 퇴치하는 데 최적의 방법이다. 피가 돌면 죽어 가던 사람도 살아나게 마련이다. 신경전달물질이 정상적으로 생성되기만 해도 인체의 항상성과 조화로움은 상당 부분 회복한다.

6) 10년 탈 자동차를 30년 탄다

우리나라 자동차는 5~10년 운행하면 노후화돼 중고차 시장에 내다 팔거나 폐차해야 한다. 그러나 개중에는 잘 관리하여 20~30년, 혹은 그 이상 타는 경우도 있다. 닦고 조이고 기름칠을 잘하면 보통의 내구연한을 훨씬 능가하게 된다.

사람도 마찬가지다. 70년 살 사람도 자동차처럼 닦고 조이고 기름칠을 해주면 100세 넘게 장수할 수 있다. 이처럼 육체를 닦고 조이고 기름칠해 주는 것이 진동이다.

진동요법을 질병 치료에만 이용할 필요는 없다. 평소 정기적

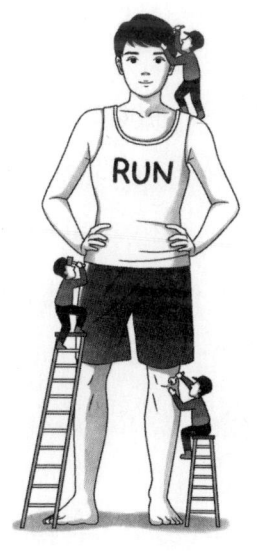
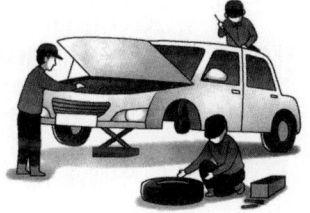

으로 운동하듯이 진동을 생활화하면 우리 몸의 노폐물과 독소, 혈전, 염증 물질 등의 배출이 촉진된다. 이와 함께 혈액순환이 활발해지고 호르몬과 신경전달물질 등의 분비가 원활해지면서 신진대사가 촉진되고 활력이 솟구치게 된다. 이런 삶을 계속하는 것이 10년 탈 자동차를 30년 탈 수 있게 하는 비법이다.

진동요법과 함께 적절한 식이요법과 운동요법을 병행하면 자동차의 내구연한은 더 늘어날 수 있다. 그러나 진동요법 없이 식이요법과 운동요법만으로는 내구연한을 늘리는 데 한계가 있다. 인체의 건강과 활력을 증진하는 데는 진동이 압권이다.

7) 늙지 않는 법

사람은 누구나 늙고 병들어 죽게 되어 있다. 그런데 이 거부할 수 없는 진리에 도전장을 내미는 것이 있다. 바로 진동요법이다.

진동요법을 날마다 틈틈이 지극정성으로 생활화하면 신체 노화가 더 이상 진행하지 않을 수 있다. 경우에 따라서는 시간의 수레바퀴를 거꾸로 돌리는데, 늙은이가 어느 날 갑자기 젊어져 보이는 놀라운 현상도 발생한다.

우리 몸을 늙고 병들게 하는 것은 여러 가지다. 가장 기본적인 것은 산화(酸化)다. 아기 때 약알칼리성이던 체액이 나이가 지긋해지면서 점점 산성으로 기우는 것이다. 육체의 산성화는 노화를 촉진할 뿐만 아니라 만병의 근원이 되기도 한다. 산성 음식 섭취, 운동 부족, 스트레스 등이 산화와 관련 있다. 산화를 막아야 노화를 늦출 수 있다.

만성 염증 발생도 우리 몸을 병들고 늙게 한다. 만성 염증은 주로 스트레스가 원인인데 수년에서 수십 년에 걸쳐 만들어진다. 스트레스가 염증성 대사산물을 만들고, 이것이 독소로 작용해 갖가지 만성, 중증 질환을 일으키는 것이다. 따라서 몸 안에 돌고 있는 염증과 그로 인한 독소를 빼내는 작업이 중요하다.

또 세월의 갈기에 얻어맞으면 혈액이 탁해지고, 혈전이 잘 생기며, 그로 인해 혈액의 흐름이 정체되거나 원활하지 못하는 문제가 따를 수 있다. 여러 가지 호르몬과 신경전달물질의 이동에도 문제를 초래할 수 있다. 이 같은 현상이 누적되면 질병이 찾아들고 늙게 된다.

진동은 눈에 안 보이는 최고의 항산화 약이다. 우리 몸을 망치는 독소와 염증 물질, 혈전 등을 배출하고 몸에 유익한 것들을 원활하게 생성, 순환하도록 돕는다. 진동을 고도화하면 온몸의 60조 개에 달하는 세포가 날마다 행복한 에너지로 샤워하는 꼴이 되어 환희심에 휘감긴 삶을 영위하게 된다. 그러니 늙음이 정지될 수밖에 없다.

중증 질환이나 난치병으로 오랫동안 고생한 사람은 같은 나이의 건강한 사람에 비해 푹 늙어 보일 수 있다. 그런 사람도 진동을 터득해 생활화하면 구겨져 있던 얼굴이 환하게 펴지며, 젊은 혈색을 되찾아 주위 사람들이 놀라게 된다.

진시황이 찾았다는 불로초는 바깥 세계에 있는 것이 아니라 각자의 마음속에 있다. 진동이 그것이다.

8) 최고의 미용법

진동을 터득한 여성들은 자기 몸에서 놀라운 변화를 체험하게 된다. 가장 먼저 느껴지는 것은 푸석푸석하던 얼굴이 보들보들하고 환해지는 것이다. 어느 때는 얼굴 전체에서 광채가 나기도 한다. 얼굴이 환해진다는 것은 육체의 모든 부분이 긍정적으로 개선됐다는 신호이다.

여성은 특히 폐경기에 들어서면서 여성호르몬인 에스트로겐 분비 감소로 여러 가지 질환에 시달리게 된다. 우울증, 불면증, 빈뇨, 성교통 등이 따르고 심할 경우 골다공증이나 심혈관 질환에 시달릴 수도 있다. 그러면서 노화에 가속도가 붙어 안면에서 생기가 사라지고 주근깨나 검버섯, 주름 등이 증가하게 된다. 한마디로 쪼글쪼글하게 구겨지는 것이다.

그런데 진동이 걸리면 상황은 반전된다. 말라 들어가던 에스트로겐을 비롯해 여러 가지 호르몬의 분비가 활발해지고 혈행이 개선돼 얼굴빛이 대번에 살아나는 것이다. 어떤 여성은 멈췄던 생리가 다시 시작되는 기적 같은 일도 벌어졌다.

일정 시간 진동에 깊이 몰입해 있다 보면 몸 안의 찌꺼기와 녹이 깨끗이 닦여 나가고, 그 자리에 생기와 활력이 들어차는 것을 느끼게 된다. 그러한 생기와 활력이 얼굴로 뿜어져 나와 안색이 환해지고, 심지어 광채가 나는 모습으로 보이는 것이다. 그러니 화장품 한 점 바르지 않고도 최고의 미용 효과를 거두는 셈이다.

9) 우주의 자궁으로 들어간 느낌

진동을 배우면 삶의 질이 완연히 달라진다. 물질세계의 그

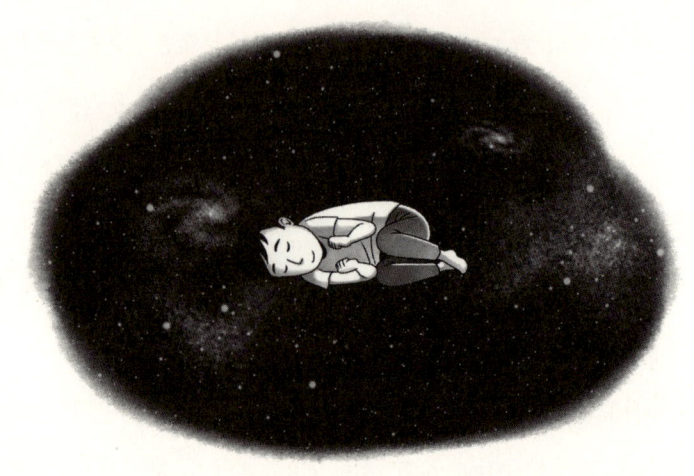

무엇도 진동의 즐거움과 행복을 능가하지는 못한다.

진동은 비물질 세계의 행복 요소다. 종교 용어를 빌리자면 색(色)이 아닌 공(空)의 세계에서 다가오는 행복감이다. 맛있는 음식, 섹스, 즐거운 여행 등도 진동이 가져다주는 본원적인 행복을 따라오지 못한다. 온몸을 감싸고도는 고운 파동은 물질세계의 모든 행복을 무색하게 만든다.

전신 진동에 푹 젖어 있는 시간은 마치 우리 영육이 우주의 자궁으로 들어가 양수에 푹 잠긴 것과 같다. 한없이 아늑하고 기쁜 순간이다. 이는 무상(無上)의 환희심이 영혼과 육체에 깊디깊게 스며들기 때문이다.

그러므로 진동을 터득한 사람은 여행을 그다지 좋아하지 않는다. 바깥 세계로 돌아다니느니 차라리 내면세계로 여행해 참된 즐거움을 느끼려 하는 것이다. 섹스도 그다지 좋지 않는다. 내면세계로의 여행 속에서 육체적 섹스 이상으로 황홀한 카타르시스를 느끼기 때문이다.

10) 타고난 오장육부의 한계에 도전한다

오장육부의 기능을 강건하게 타고난 사람들이 있다. 이들은 교통사고 등 돌발 변수가 없고, 정신적, 경제적으로 시달리지 않는다면 무난히 100세를 산다.

그러나 이렇게 복 받은 사람들은 그다지 많지 않다. 통상 오장육부 한두 곳은 약하게 태어난다. 심장을 약하게 갖고 나온 이는 심혈관계 질환에 시달리기 쉽고, 콩팥이 약한 이는 정력이 떨어지거나 허리가 아플 수 있다. 폐 기능이 약하면 천식, 비염, 기관지염 등의 노예가 될 수 있다. 위장, 대장이 약하면 소화 흡수에 어려움을 겪는다.

오장육부와 달리 이비인후 계통이나 피부, 신경계통 등의 기능에 한계를 지닌 사람들도 갖가지 질환에 노출되곤 한다.

그렇더라도 희망이 없는 것은 아니다. 진동을 터득하면 절망이 희망과 손잡고, 해결 불가능해 보이던 건강 문제도 쉽게 풀린다.

가령 심장 기능이 약해 관상동맥의 경화가 진행됐다면 그 부위에 진동을 유도함으로써 증세를 호전시킬 수 있다. 진동이 심장의 호르몬 분비를 촉진하고, 이렇게 분비된 호르몬이 좁아진 혈관을 넓힐뿐더러 혈전 용해도 돕기 때문이다.

콩팥이 약할 경우 콩팥 주위에서 복부 진동을 하면 큰 도움이 된다. 몇 바탕 진동을 하면 소변 줄기가 시원해지고 허리 통증이 사라지며 정력도 샘솟는 것을 느낄 수 있다. 어깨 질환이 있는 사람은 그곳에 진동을 일으킴으로써 통증을 물리칠 수 있다. 온몸 여기저기가 아픈 경우에는 전신 진동으로 모든 증세를 몰아낼 수 있다. 부모로부터 디엔에이(DNA)를 완벽하게 물려받은 이보다는 못 하겠지만 그에 버금가는 건강을 유지할 수 있다.

11) 진동을 느끼기 위한 몇 가지 방법

우선 유기체인 우리 몸의 작용을 최대한 정지시킨다. 마음과 육체의 작용을 멈춘다. 이를 통해 온몸이 몽롱해지고 나른해지면 육체 구석구석의 증세를 점검하기 쉬워진다.

몽롱한 상태는 몸이 백지장처럼 된 것과 유사하다. 흰색 바탕에서는 다른 물감을 구분하기 쉽듯이 나른한 상태에서는 신체의 이상 증세를 한꺼번에 점검할 수 있다. 온몸을 관(觀)하는 가운데 뭔가 뭉쳐 있거나, 막혀 있거나, 아프거나, 딱딱해진 부위를 찾아낸다.

① 그렇게 병증이 있는 부위를 마음으로 건드린다. 마치 꽁꽁 언 땅을 쇠스랑이나 호미로 헤쳐 내듯, 혹은 따스한 봄햇살을 비춰 녹이듯 마음으로 건드리고 또 건드린다. 그런 식으로 건드리는 마음가짐은 진정성과 간절함, 그리고 따뜻함을 내포하고 있어야 한다.

② 마음의 그물망을 펼쳐 나쁜 증세들을 걷어 내는 것도 도움이 된다. 마치 봇도랑을 치우듯 마음의 그물망으로 건져 내서 몸 밖으로 내보내는 것이다. 이 행위를 반복한다.

③ 이와 반대로 병증 부위를 따사로운 망으로 감싸듯이 한다. 혹은 따뜻한 물안개 같은 것을 몰고 가 문제의 부위를

덮는다. 이는 통증 부위를 달래고 진정시키는 행위다. 따뜻한 기운으로 문제 부위를 위무하는 방안이다.

④ 요하네스 슐츠가 그랬듯 아픈 부위에 대고 자기 암시를 되풀이하는 것도 효과적이다. 즉 뱃속이 따뜻해져라, 오른팔이 무겁다, 왼쪽 허벅지가 따뜻해진다, 이런 방법으로 암시하는 것이다. 예를 들어 뭔가 뭉친 부위를 목표로 따뜻해지라는 자기 암시를 계속 부여하면 동토가 해토되듯 그곳이 스르륵 풀리는 것을 경험하게 된다.

⑤ 숨을 크게 들이쉬고 내뱉는 과정에서 맑은 산소가 온몸의 혈관을 따라 확산되는 것을 상상하는 방법도 도움이 된다. 지성으로 이 같은 행위를 반복하면 몸 안에서 긍정적인 꿈틀거림이 일어날 수 있다. 모든 상상은 육체에 투영돼 육체의 변화를 불러온다.

⑥ 운동 후에 진동을 부르면 진동이 잘 걸린다. 몸이 노곤한 상태라서 그것을 풀려는 에너지가 진동 형태로 생성되는 것이다. 조깅 후 다리가 무거운 느낌일 때 그 부위에 진동을 걸어 보라. 혹은 팔굽혀펴기나 턱걸이를 한 뒤 피로한 몸으로 진동을 유도해 보라. 운동 후 피로는 진동을 부르

는 데 연료 같은 역할을 한다.

⑦ 가벼운 음주는 진동을 유발하는 데 도움을 준다. 포도주나 막걸리, 혹은 맥주 몇 잔으로 취기가 살짝 돌면 혈액순환이 활발해진다. 이때가 진동하기 적합한 시간이다. 진동이 잘 걸리지 않을 때는 일부러 한두 잔 마시는 것도 괜찮다. 특히 심혈관계 질환 등 순환기계 질환이 있는 이들은 다소의 음주가 진동을 촉진한다.

⑧ 성교할 때를 상상하는 것도 진동을 부르는 데 도움을 준다. 성교의 절정에서 오르가슴을 느낄 때, 남자든 여자든 온몸이 전율하고 허벅지에 짜릿한 쾌감을 맛보게 된다. 이것이 진동이다. 다만 진동요법과 성교할 때의 진동이 다른 점은 전자는 비물질적인 정신 현상에서 오는 것인 반면, 후자는 물질적, 육체적 관계에서 다가온다는 점이다. 오르가슴을 느낄 때처럼 혼자서 허벅지나 생식기 쪽으로 강한 진동을 상상하면 실제 짜릿한 진동이 다가오게 된다.

⑨ 전동차의 덜컹거림은 일정한 리듬이다. 그러한 리듬에 몸을 맡긴 채 그 리듬이 몸 안에서도 나타나길 기대하며 진동을 부르는 방법도 있다. 또 어깨 질환이 있는 환자의 경

우에는 양팔을 벌려 팔과 어깨를 따라 물결무늬를 일으키는 동작으로 진동을 유도하면 좋은 결과가 나타나기도 한다. 이처럼 당사자의 건강 상태와 환경을 적절히 활용하는 것도 진동을 달성하는 한 방편이다.

위와 같은 방법은 반복해서 하는 것이 좋다. 시도하고 또 시도하다 보면 답이 나온다. 온 정성을 다해 되풀이해야 한다. 귀한 손님을 지극정성으로 초빙하는데 손님이 찾아오지 않을 리 없다. 반응이 없을 때는 준비 자세가 덜 됐거나 간절함이 부족했던 것을 탓해야 한다.

12) 진동은 내적인 생활 스포츠다

건강을 위해 정기적으로 운동하는 이들이 많다. 조깅, 골프, 등산 등 사람의 취향에 따라 갖가지 스포츠가 발달했으며, 이에 발맞춰 관련 산업도 번창했다. 품질이 우수한 골프복 한 벌이 양복 정장 가격 못지않다. 등산복도 상표에 따라 다르지만 가격이 만만찮다. 야구 경기를 관람할 때도 적잖은 입장료를 내야 한다.

현대인들은 이렇게 스포츠에 혈안이면서도 정작 가장 돈이

안 드는 내적 스포츠에는 무관심이다. 진동은 혼자서 아무 때, 아무 장소에서나 돈 없이 할 수 있는 내적 생활 스포츠다. 이처럼 값진 생활 스포츠에 관심을 가진 이들이 많지 않다는 것은 안타까운 일이다.

사람들이 진동을 배워야 하는 이유는 다른 데도 있다. 일반 스포츠가 양(陽)적인 것이라면 진동은 음(陰)적인 스포츠다. 인생살이와 세상일 모두 음양의 조화가 이뤄져야 하듯이 운동에도 음양의 균형이 맞춰져야 한다. 따라서 기존의 외향적인 스포츠에만 매달리지 말고 내적인 마음 챙김 공부를 병행할 필요가 있다. 운동과 진동을 병행하는 것이 최고의 건강을 꾸려 가는 방법이다.

13) 진동이 명약인 경우

① 과음

전날 과음한 경우 사람들은 해장국부터 찾는다. 그러나 진동을 배운 사람은 진동으로 숙취를 푼다. 온몸에 진동을 유도해 그 잔잔한 파장에 푹 젖어 있노라면 술기운이 스멀스멀 빠져나가는 것을 확연하게 느낄 수 있다. 20~30분 전신 진동을 하면 숙취를 어지간히 다 풀어낼 수 있다.

진동이 숙취 해소에 으뜸인 이유는 그것이 나쁜 물(술)을 좋은 물로 바꿔놓기 때문이다. 물 한잔에도 우리의 의식이 전사(轉寫)된다. 잔에 담긴 생수를 앞에 놓고 '사랑해'라고 말하면 그 물은 몸에 좋은 육각수로 변한다. 반대로 욕을 하면 나쁜 물이 되고 만다.(『물은 답을 알고 있다』 참고)

전신으로 퍼진 술에 '진동'이란 최고의 행복 에너지를 부여하면, 술이 물이 될 뿐만 아니라 몸에 유익한 약수(藥水)로 전환되는 것이다. 진동이 숙취 해소에 명약인 까닭은 여기에 있다.

이렇게 진동이 숙취 해소 역할을 하다 보니 술에 자신감이 생겨 너무 많이 마시게 되는 부작용도 따른다. 필자의 한 지인은 소주를 한 병 정도만 마셔도 몸을 잘 추스르지 못하고 필름이 끊기곤 했다. 그러나 진동요법 후 그의 음주량은 무려 10병으로 늘어났다. 사람들은 초인적인 그의 음주 실력에 놀랄 따름이다. 물론 이는 본받을 만한 사례가 아니다.

② 수면 부족

진동을 제대로 배운 사람이라면 잠을 거의 자지 않고도 이튿날 정상 생활을 할 수 있다. 피로감도 거의 느끼지 않는다. 왜

냐하면 진동이 부족한 수면 시간을 대신해 주기 때문이다.

수십 분간의 밀도 있는 전신 진동은 하루에 필요한 6~7시간의 잠을 벌충해 준다. 일주일 통틀어 10시간 정도만 자고도 별다른 피로감을 느끼지 않을 수도 있다.

수면은 피로 해소와 생체 리듬 회복에 도움을 준다. 그런데 진동이 가져다주는 긍정적인 작용은 단순한 수면의 몇 곱절이나 된다. 잠을 거의 자지 않고도 말짱한 정신력과 탄탄한 체력을 유지할 수 있는 비결이 여기에 있다.

③ 스트레스

스트레스는 인체의 에너지를 뭉치고 뒤틀리게 하는 주범이다. 이를 적절히 풀어 주지 못하면 우리 몸은 허물어진다. 현대인에게 스트레스는 달리기 선수 앞의 장애물과 같다.

몹시 심한 스트레스에 사로잡혔을 때 이를 효과적으로 물리칠 수 있는 도구가 진동이다. 몸에 칼날처럼 꽂힌 스트레스도 전신 진동 한 번이면 녹아 사라진다. 간헐적으로 다가오는 이같은 스트레스는 부분 진동이나 전신 진동으로 적절히 방어하면 된다. 스트레스 해소법으로 이보다 더 좋은 방법은 없다.

14) 진동은 에너지 샤워다

사람들은 일터에서 집으로 돌아오면 곧잘 샤워를 한다. 샤워를 하는 이유는 몸에 밴 땀 등을 씻어 내고 스트레스도 함께 날려 버리기 위함이다.

진동을 익숙하게 하는 이들은 물로 하는 샤워 외에도 에너지 샤워를 함께하는 격이다. 특히 새벽녘 잠에서 깨어나 몸에 아직 붙어 있는 피로감을 진동으로 풀어내면 건강에 매우 유익하다. 전신 진동 한바탕으로 실타래처럼 엉켜 있던 에너지 꼬임을 훌훌 털어 내면 심신이 가뿐해진다. 생명 에너지로 날마다 고급 샤워를 하는 것이다.

진동 에너지 샤워는 물 샤워에 비할 바가 아니다. 물론 물 샤

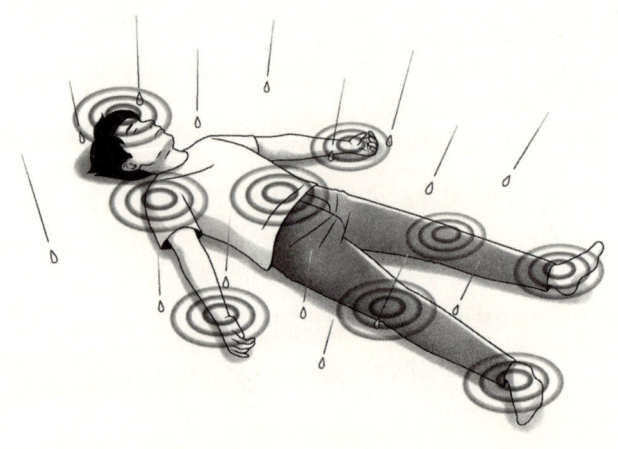

워도 혈액순환을 활발히 하고 심신을 상쾌하게 만들지만, 진동은 그보다 한 단계 위다. 진동은 세포 하나하나를 모두 고주파 에너지로 샤워하는 방법이다. 그러니 이보다 더 훌륭한 인체 에너지 정돈 방법은 있을 턱이 없다.

15) 몸에 기의 통신망을 깔아라

인터넷과 스마트폰 이용의 확산을 위해 전국에 광통신망을 깔듯이 우리 몸에도 기의 통신망을 깔아야 한다. 기 통신망이 온몸에 잘 깔려 있으면 전신 진동을 몰아치기가 수월하다.

기 통신망은 쉽게 깔리지 않는다. 전신 진동을 자유자재로 하는 이도 처음부터 기 통신망이 몸에 잘 깔려 있었던 것은 아니다. 몸 여기저기로 기와 진동을 유도하는 과정에서 기 통신망이 단계적으로 구비되는 것이 보통이다. 사람의 능력과 노력에 따라 차이가 있지만, 적어도 수개월에서 수년에 걸쳐 꾸준히 애써야 기 통신망이 몸에 골고루 깔린다.

신체 부위에 따라 기 통신망이 잘 깔리는가 하면, 아무리 노력해도 잘 안 깔리기도 한다. 기가 잘 관통하지 않는 부위는 노력을 배가하는 수밖에 없다. 정성을 들이고 또 들이다 보면 언

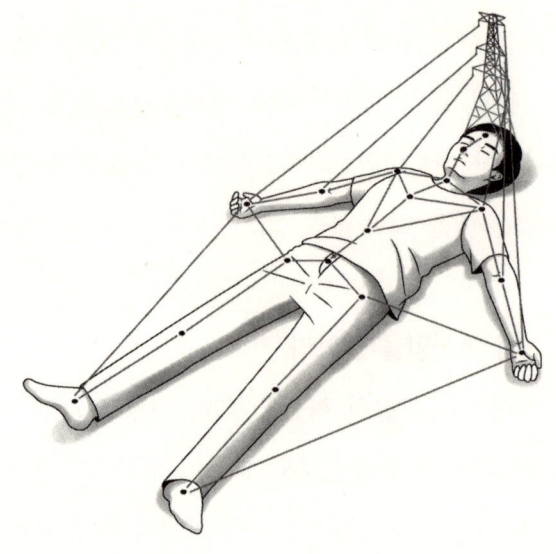

젠가는 깔리게 된다. 머리 나쁜 사람도 죽어라고 노력하면 공부가 일정 수준에 이르고, 운동감각이 발달하지 못한 이도 노력하면 능력을 배양할 수 있듯이, 이 부분도 지속적인 노력과 몰입이 관건이다. 기 통신망이 넓게 깔리면 깔릴수록 진동을 유도하기 쉽고 진동의 강도도 세어진다.

16) 마음의 침을 놓는다

몸 어딘가가 아프거나 피로가 뭉쳐 있을 때 그 부위에 '마음의 침'을 꽂는 노력을 거듭하면 좋다. 침은 한방에서 사용하는 물리적 도구로만 효력을 가져다주는 게 아니다. 마음의 침은 한방의 장침이나 금침 이상의 치료 효과를 불러온다.

그럼 어떻게 마음의 침을 놓는가. 피로와 스트레스가 쌓인 부위에, 혹은 통증이 따라다니는 자리에 상상으로 침을 꽂는다. 깊게 몰입해 침의 형상을 강하게 그려 낸 다음, 문제의 부위에 꽂는 것이다. 이것이 바로 칼 사이먼튼의 심상법이다.

심상법은 '인체는 우리가 상상하는 대로 반응한다'는 이론이다. 실제로 골똘히 상상하면 그것이 우리 몸에 그대로 반영된다. 이는 우리 의식이 파동 형태로 문제 부위에 전달되기 때문이다. 경험 없는 사람들은 가당치 않다며 부정하기 쉬우나, 이는 서양의 심신통합의학에서 오래전부터 인정해 온 영역이다.

처음에는 상상이 쉽게 투영되지 않지만 심상법을 반복하다 보면 놀라운 결과가 나타난다. 물리적인 침 이상의 강한 자극이 생겨나는 것이다. 이는 한방의 침 이상으로 효과가 뛰어나지만 불편하거나 아프지 않은 특징이 있다. 기의 침이기 때문이다.

마음의 침을 여러 개 꽂아 놓은 뒤 그 상태를 한동안 유지하면 어느새 통증이나 피로가 스르륵 빠져나간다. 마음의 침에 진동을 부여하면 효과는 극대화된다.

22
환자와 주고받은 편지

아래 두 편지는 필자가 환자들과 전자우편으로 주고받은 내용이다. 한 사람은 미국 워싱턴에서 요양하고 있는, 국내 굴지의 금융그룹 수장 출신이고, 다른 한 사람은 경상도에 사는 젊은 여성이다. 이 내용 또한 진동을 배우려는 이들에게 참고가 될 것 같아서 이곳에 게재한다. 환자의 사생활 문제로 이름은 가명으로 처리했다.

1) 한요섭 환자(79, 미국 워싱턴)

'진동 말입니다. 아무리 불러도 모셔도 대답이 없으니 어쩌지요? 모든 것 다 내려놓고 친구처럼 불러 보기도 하고 진정으로 기도도 했지만 응답이 없어요.

오늘도 동네 공원 깊은 숲길을 걷다가 숨이 차서 의자에 앉아 1,000까지 세기를 몇 번 했건만 기나 진동을 못 느꼈습니다. 박 선생이 모든 것 다 내려놓으라고 누차 강조한 것을 마음에 새긴 채 기도하고 간구했건만 나에겐 결코 연이 안 닿는군요. 비우려 애썼지만 아직도 찌꺼기가 남았나 보지요?

그런데 그 알레르기 천식이란 녀석 참 고약하네요. 누군가가 평생 데리고 살 요량을 하라고 해서 난 그렇게 못한다고 했는데, 그것이 아직 비우지 못한 찌꺼기 아닐까요. 벌써 두 달 동안 좋은 공기 혜택 입으며 워싱턴에 머물고 있습니다.'

'여전히 건강 문제로 고생하신다는 말씀 들으니 안타깝습니다. 진동이란 결국 우주의 조화로운 주파수에 자기 자신을 맞추는 것입니다. 그러기 위해서는 자신을 최대한 가라앉혀야 합니다. 잠에서 막 깨어난 몽롱한 상태에서 신체의 어느 부위가 문제 있는지 세밀히 점검해 보세요.

　천식이라면 폐를 포함해 폐와 관련된 신경 어느 부분에 문제가 있을 수 있습니다. 그런 부분이 아리거나 개운하지 않을 수 있어요. 이는 그 부분이 우주의 조화로움에서 궤도 이탈했다는 의미입니다.

　따라서 수나사와 암나사를 조여 맞추듯이 우주의 주파수에 자신의 고장 난 부위를 맞추는 노력을 하는 것이 진동을 유도하는 길입니다. 처음엔 잘 맞춰지지 않지만 노력을 계속하다 보면 언젠가는 맞춰지게 되니 너무 실망하지 마십시오.

　어느 여성 환자는 이를 터득하기까지 세월이 4년이나 걸렸습니다. 서양의학이 제아무리 뛰어나다고 해도 이건희 삼성그룹 회장 한 명도 못 살리는 현실입니다. 과학기술이 고도로 발달해도 진동의 조화로운 치료를 따라가기는 어려울 것입니다. 회장님의 건강을 위해 진심으로 건의하는 것이니 참고하십시오.'

2) 길순정 환자(25, 경남 울산시)

'나이가 아직 젊은데 몸이 너무 아파 더 살아갈 자신이 없어요. 섬유근육통이 제 육체와 영혼을 만신창이로 만들었어요. 얼마 없던 돈도 치료비로 몽땅 사용했는데 차도가 보이질 않네요. 이대로 죽어야 하나요. 제발 절 살려주세요.'

'우리 몸은 의식의 지배를 받고 있습니다. 그런 의식의 지배에서 벗어나야 치유의 기적이 일어납니다. 전등불이나 자동차의 시동을 끄듯이 의식을 끄거나 죽여야 합니다. 의식의 세계에서 무의식의 세계로 넘어가려는 노력을 지속하세요. 그러면 그 경계선(몽롱한 상태)에서 어느 날 갑자기 큰 변화가 다가옵니다.

아기는 의식과 무의식의 경계에 머물러 있기 때문에 팔다리를 버르적거리며 최고의 자율 진동을 하는 것입니다. 아기의 건강이 최상일 수밖에 없는 이유입니다. 아기는 그렇게 성장하다가 의식의 지배를 두텁게 받아 진동을 잃어버리는 것입니다.

사람들은 잠결에 팔다리를 떨며 화드득 놀라는 경우가 있습니다. 이것도 무의식 상태에서 발생하는 진동의 일종입니다. 이와 유사한 것을 의도적으로, 일상적으로 할 수 있게 해주는 것이 진동요법입니다.

우리 몸을 지나다니는 정상적인 에너지가 〈그림 3〉과 같은 부드러운 선이라면, 비정상적인 에너지는 〈그림 1〉이나 〈그림 2〉와 같은 구불구불한 선이라 할 수 있습니다.

진동요법을 수행하면 태초에 하늘이 인간의 몸에 부여한 자동 조절 기능이 작동합니다. 그래서 〈그림 1〉이나 〈그림 2〉와 같은 비정상적 에너지가 정상 에너지 상태로 복귀합니다. 그 과정에서 느껴지는 것이 진동입니다.

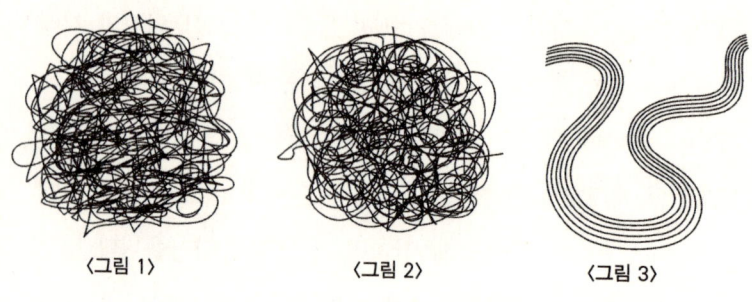

〈그림 1〉　　　　　〈그림 2〉　　　　　〈그림 3〉

　진동이 한바탕 휩쓸고 지나가면 질병(꼬이고 뒤틀린 에너지)이 자연스럽게 물러가게 됩니다. 유전적 결함이 원인인 난치병도 진동을 반복하면 뿌리 뽑을 수 있습니다.

　의식 세계에 꽂혀 있는 자신의 정신적 스위치를 뽑아 무의식의 세계에 꽂으십시오. 현실의 스위치를 뽑아 비현실 세계에 꽂는 것입니다. 어려울 것 같지만 자전거 타기와 비슷하게 쉽습니다.

　통증이 심한데 어떻게 무의식 상태로 건너갈 수 있느냐고 반문하시겠지만, 진동은 통증 부위에 잘 걸리는 특징이 있음을 알 필요가 있습니다. 진동이야말로 최고의 치유 에너지이므로 부조화 덩어리인 에너지 난조(亂調), 즉 병증 부위에 다가가 요란한 힘으로 작업을 하는 것입니다.

　의식을 끄고 몸을 충분히 이완해 하늘의 침상에 자신을 올려놓으면, 하늘의 조화로운 치유 에너지가 다가와 종합적인 치료를 하는 겁니다.

　간혹 교회에서 성령을 받고 교인들을 치료해 주는 능력을 지닌 이들을 만나게 됩니다. 그런 분들이 환자의 몸에 손을 대면 환자 몸에서 진동이나 강한 전기 자극 같은 것이 흐르게 됩니다. 그것이 치유로 연결되는 것이지요. 그런 힘을 자신도 내면에서 찾아낼 수 있습니다. 그것이 진동요법입니다.

　길순정 씨처럼 너무 아프고 간절할수록 진동은 빨리 다가옵니다. 힘내세요!'

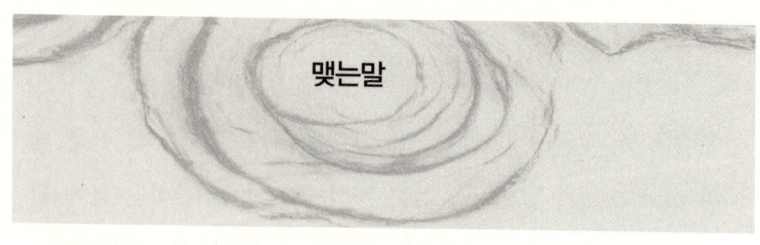

맺는말

　진동요법을 지도하는 과정에서 내게 가장 기쁜 선물로 다가온 것은 환자들이 여러 날, 혹은 여러 달 노력한 끝에 진동의 실체를 터득했을 때이다.
　내가 아는 한 여성은 40대 중반이다. 그녀는 선천적으로 몸이 부실해 날마다 약을 한 줌씩 먹고 살아야 했다. 처녀 적부터 그 지경이었다. 과민성 대장염에 비염, 천식, 어깨 결림, 난청 등 갖가지 증세가 불청객처럼 붙어 다녔다. 그런데 그 여성이 진동을 체험하자 놀라운 일이 벌어졌다. 그 모든 고질병이 한꺼번에 사라진 것이다. 그녀는 감격에 겨워 눈물을 흘렸다.

이처럼 진동은 참으로 놀라운 결과를 가져다준다. 오랫동안 꼬이고 막혀 있던 것을 일시에 풀어 주니 얼떨떨할 지경이다. 환자는 마치 다른 세상에 온 듯한 기분이 된다.

우리는 현대 의학의 기계적이고 물질적인 논리에 매몰돼 상식으로부터 너무 이탈해 버렸다. 이제 '병은 자연이 고쳐주고 돈은 의사가 챙긴다'는 히포크라테스의 명언을 상기할 필요가 있다. 돈을 안 들이고도 간단히 치유할 길은 의외로 가까운 곳에 있다.

앞으로는 많은 환자가 이 책을 통해 고통의 바다에서 빠져나올 수 있기를 고대한다. 병원과 약국의 90퍼센트가 사라지는 세상을 열어야 한다.

| 참고 문헌 |

1. 『氣功자연치유』, 고정환, 서울불교대학원대학교, 2008
2. 『氣의 旅行』, 이경숙, 도서출판 구름, 2009
3. 『마음의 의학과 암의 심리치료』, 칼 사이먼튼, 박희준 역, 정신세계사, 1988
4. 『명상과 자기치유』, 존 카밧진, 장현갑 외 역, 학지사, 1998
5. 『몸의 병을 고치려면 마음을 먼저 다스려라』, 장현갑·변광호, 학지사, 2006
6. 『물은 답을 알고 있다』, 에모토 마사루, 홍성민 역, 더난출판사, 2008
7. 『사랑은 의사』, 버니 시겔, 박희준 역, 고려원, 1990
8. 『스트레스 다스리기』, 대한불안장애학회 스트레스관리연구특별위원회, 2008
9. 『스트레스와 정신신체의학』, 고경봉, 일조각, 2002
10. 『아우토겐 트레이닝 원전 연습교본』, 요하네스 슐츠, 이유정·이주희 역, 이주희이완연구소, 2009
11. 『양자의학』, 강길전·홍달수, (사)친환경농업포럼, 2007
12. 『의사 예수』, 김종성, 전나무숲, 2010
13. 『일침』, 梁立武·徐繼信·盧俊卿, 청홍, 2009
14. 『현대병과 명상치료』, 디팩 초프라, 유열경 역, 동아출판사, 1992
15. 『Global Status Report on Noncommunicable Diseases 2014』, World Health Organization, 2015